新版

食品機能学への招待

生活習慣病予防と機能性食品

須見 洋行・矢田貝 智恵子　共著

三共出版

新版まえがき

　食品成分に備わっている特殊な生理機能を，これまでの受け身のカロリーや栄養価ということだけでなく，より積極的に活用しようとする考えから生まれたのが「機能性食品」であり，その誕生には 21 世紀における高齢化社会への対応の意味もある。

　65 歳人口は 2010 年に 3,000 万人を上回り，2020 年には 3,612 万人，2042 年には 3,878 万人へと急速な増加を続けると推計されている。それに伴い医療費は年々増加し，2009 年度には 36 兆円を超え，そのうち約 20 兆円を 65 歳以上が占めている。また，生活習慣病の低年齢化の進行が問題となっている。

　このような社会的要求を背景にして誕生した機能性食品は，国民の健康の保持増進や疾病の予防に応え得る食品になるものと期待され，1991 年に法制度が発足，1993 年 6 月に「特定保健用食品」第一号が誕生した。前書が創刊された 1995 年には，まだ 21 件だった特定保健用食品も現在では 1,000 件を超えるまでになった。ヘルスクレーム（健康強調表示）も大きく 7 分野にカテゴライズされ，「肌」など新規ヘルスクレームの審議も進んでいるそうである。

　しかしながら，食品の効能に関する分野は，これまで一種のタブーとされた領域であり，100 の良い結果があっても 1 の悪い結果が命取りになってしまう。今，テレビやマスコミで声高らかに伝えられていることが事実とは限らず，本当に明らかにされるには少なくとも半世紀は必要である。

　著者は，機能性食品，とりわけ日本の伝統食品である納豆の研究を通じ，血栓溶解に働く酵素ナットウキナーゼを発見し，様々な媒体で紹介してきたが，「食品機能学」とは医学でいう「生理学」にあたると考えている。

　前書「食品機能学への招待—機能性食品とその効能—」は，一度も筆を入れることなく約 20 年もの間，栄養学，食品学，薬学，工学，医学関係の学生，院生のテキストまたは参考書として愛用頂いた。改訂にあたっては，「各疾患と食品の機能性」をそのままに，前書でも尽力頂いた矢田貝智恵子氏の協力を

得て栄養学的な視点を含め，テンペ，ポリアミンなどの新しいカテゴリーの紹介，そして好評であった新聞連載のコラムをできるだけ多く取り入れた．また，最大の特徴は，納豆や麹，焼酎など我が国の誇るべき発酵食品，醸造食品について最新のデータを書き入れたことである．

　本書発刊にあたり，前書発刊およびその後改訂の依頼に足繁く通って来られた故石山慎二氏，秀島功社長に深謝致します．

2013年3月

倉敷芸術科学大学・生命科学科教授　須見　洋行

もくじ

I 食品の機能性

機能性食品······2
背　　景······2
　コラム　「機能」とは···2

II 各種疾患と食品の機能性

高血圧······8
　コラム　高血圧とは···9　　食塩摂取量···14　　ケール中毒性···17

アレルギーと免疫······19
　コラム　口腔アレルギー症候群···21　　ソバ（蕎麦）···23
　　　　　ゴキブリとアレルギー···24

悪性新生物（がん）······26
　コラム　ヤマイモ類···30　　植物性食品による腫瘍壊死因子の誘導···31
　　　　　がんの食事療法···37　　東洋の神秘"みそ"···38
　　　　　β-カロテン···39　　身の回りの発がん物質···42

血栓症······43
　コラム　脳卒中···45　　過ぎたるは及ばざるが如し···47　　血のめぐり···49
　　　　　コーヒーか紅茶か···50　　ナットウキナーゼの単位···51　　民間療法···51　　血栓予防に桜餅···54　　禁酒の繰り返し···54　　痔の対策···55

肝疾患······57
　コラム　胆石の予防···58　　熊の肝···60　　肝臓にカンゾウ···62
　　　　　強肝食シジミエキス···62

糖尿病 ·· 64
 コラム　コーヒー…65　　画期的な治療法「マゴットセラピー」…66
    食物の種類と血糖指数（グリセミック・インデックス）…68

痛風 ·· 70
 コラム　帝王病…70　　トリやヘビのオシッコ…71

骨粗鬆症 ·· 73
 コラム　高齢化社会と骨粗鬆症…81

食欲，肥満 ·· 82
 コラム　トウガラシとピーマン…84

疲労 ·· 87
 コラム　疲労の評価法…89

認知症，記憶学習能低下予防 ·· 92
 コラム　EPA は魚ばかりではない…94　　DHA…95
    脳に効く食べ物…96

エイズ（AIDS），そのほか ··· 97

III　食品の機能性と機能性素材

機能性素材 ·· 100
 [1]　機能性糖質 ·· 100
 [2]　食物繊維 ··· 102
  コラム　食物繊維測定法…105
 [3]　ポリアミン類 ··· 107
  コラム　短鎖脂肪酸の生理作用…107
 [4]　キチン，キトサン ·· 108
 [5]　クロレラ ··· 110
 [6]　乳酸菌 ·· 110
 [7]　杜仲（茶） ··· 111
 [8]　ドクダミ ··· 112
 [9]　紅麹 ·· 112

コラム　柑橘系の香り…113
　10　培養ニンジン……………………………………………………………114
　11　ハトムギ………………………………………………………………115
　12　ニンニク………………………………………………………………115
　13　ホワートルベリーエキス……………………………………………118
　14　CPP（カゼインホスホペプチド，カルシウムホスホペプチド）………119
　　　コラム　オリゴ糖の市場調査…120
　15　EPA（エイコサペンタエン酸）……………………………………121
　16　DHA（ドコサヘキサエン酸）………………………………………122
　17　抗酸化物質……………………………………………………………122
　　　コラム　DHAの過剰には注意…124　抗酸化物質…131
　　　サシミのツマ…137
　18　香　　　り……………………………………………………………138
　　　コラム　香気成分ピラジン…141

世界の伝統食品，生薬……………………………………………………144
　1　伝統的発酵食品…………………………………………………………144
　　　コラム　発酵と腐敗…145　世界の薬味"ショウガ"…146
　2　漢方・生薬………………………………………………………………147
　　　コラム　薬膳メニューの例…148
　3　アーユルヴェーダ………………………………………………………150
　4　ジャムウ…………………………………………………………………154

生理機能成分の測定法………………………………………………………160

IV　今後の課題および法律面

機能性食品の技術的基盤……………………………………………………170
特定保健用食品開発の背景…………………………………………………171
　　　コラム　米国での機能性食品の挫折…173
我が国初の「特定保健用食品」……………………………………………175
機能性食品制度………………………………………………………………176

コラム　栄養改善法第12条第1項…176
特定保健用食品……………………………………………………………… 177
許可基準と必要期間………………………………………………………… 178
標　示　事　項……………………………………………………………… 180

V　コラム

小豆…184　シソ（紫蘇）…184　ワサビ…185　サツマイモ…186　苦くて食べられない卵…187　貯古齢糖…187　胃腸薬に用いられている納豆菌…188　発芽する植物…188　柚…189　コンニャクは砂おろし…189　トマト…190　ナス…190

事　項　索　引………………………………………………………………… 193
機能性食品索引………………………………………………………………… 196

I 食品の機能性

■機能性食品

「機能性食品」は，主として天然物由来の食物に，現代科学技術の水準にかなう設計・加工および変換などを施すことにより，体調調節機能を持つ食品成分を合理的に摂取することができるようにした食品である。

その特徴は，三次機能成分が設計された形で含まれ，その機能が表示されたものであること，通常摂取する食品として，一・二次機能もそなえ，食品としての自然な受諾性を持つとともに，非常識な摂取のケースを除き，長期間の摂取も十分可能なものであるということである。

この「機能性食品」は我が国の法律では「特定保健用食品」という枠組みの中で数多くの食品素材が研究開発されている。

■背　　景

食品を栄養面ばかりでなく，含まれる個々の生理作用面をより積極的に「病気の予防」に利用しようといった新しい食品が「機能性食品」であるが，その背景には，第一に高齢者の著しい増加という社会問題がある。図1は，年代別の人口変化をグラフにしたものである。これを見ると1935年から1980年，2050年への時の経過とともに，きれいなピラミッド形から四角形，そして釣鐘型から壺型への変化，その分だけ65歳以上のいわゆる"高齢者人口"の激増していることがわかる。我が国の医療費は年々着実に増加している。今後を

「機能」とは

食品には，これまで一般に2つの機能があると考えられてきた。第一の機能は，生命を維持する機能で，栄養機能と呼ばれているものである。第二の機能は感覚に訴える機能，つまりおいしさを感じさせる感覚機能である。このほかに最近第三の機能として注目されるようになったのが高次の生命活動に対する調節機能であり，それがいわゆる"機能性食品"に求められているところである。具体的には，アレルギーの低減化や免疫能力を高めるなどの生体防御機能，高血圧，糖尿病，腫瘍，先天的代謝異常などを防止し，回復する機能，神経活動や消化作用を調節する機能，過酸化脂質生成を抑制して老化を防御する機能などを指す。

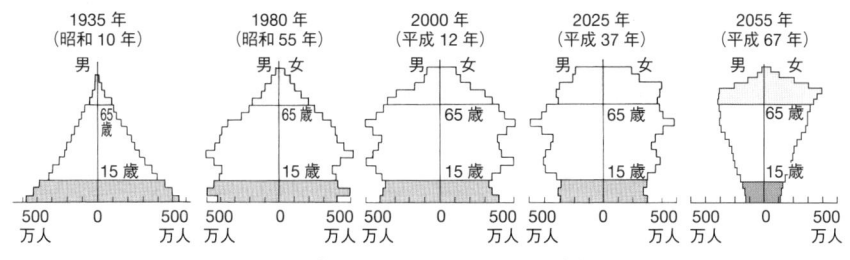

| 1935年 | 1980年 | 2000年 | 2025年 | 2055年 |
| (昭和10年) | (昭和55年) | (平成12年) | (平成37年) | (平成67年) |

図1 我が国の人口ピラミッドの変化
国立社会保障・人口問題研究所 (2006)

予測して，当時の厚生省も法律上は治療目的しかない「薬」にかわるものとして，予防目的の「食」を重視せざるをえなかったわけである。また，背景の第二番目として，健康食品の見直しがある。これまで野放し状態であった健康食品を健康の保持増進や疾病の予防等に明らかな効果のある食品とそうでないものを差別化しようというものである。さらに，著者個人の考えでもあるが，国民の「公害への恐れ」のようなものも機能性食品への期待の裏にありそうである。いずれにせよ，許可を受ければそれが効能のある体に良いものとしての御墨付きがもらえ，偽物は次第に排除されるというわけである。これらの考え方が受け入れられるようになったのは，我が国が経済的に豊かになるにつれて国民の価値観が変化して健康志向が高まったこと，科学技術の進歩により機能成分の分析，生産技術の進んだこと，また一方では，健康食品の行政指導に関しては十分な法的根拠がなかったために健康障害に関するいろいろの問題が生じていたことなども要因といえよう。その全てを食品が原因とする決定的な根拠も少ないものの，多くの産業分野で発がん物質の非常に多く使われるようになった1970年代頃からアトピー，小児喘息などの慢性のアレルギー疾患，そして奇形児出生率などが増えていることも確かである。そして，一方で各種健康関連食品の消費量は激増している。体に良いと感じる食材，例えば，ヨーグルト，ジュース（天然果汁），栄養剤などの増加とともに，我が国の最も古典的な食品である納豆などの売れ行きも伸びている。新しい目で「食品」とは何かを見直し，考えていかねばならない時期がきているのである。

表1は厚生省（現厚生労働省）が1989年4月の「機能性食品懇談会」から

表1　機能性食品連絡会の作業部会

作業部会名	例 示 品 目
(1)食物繊維作業部会	コムギふすまファイバー，ペクチン，カラギーナン，アルギン酸，カンテン，ポリデキストロース，キチン，キノコ培養物等々
(2)オリゴ糖作業部会	サイクロデキストリン，イソマルトオリゴ糖，キシロオリゴ糖，フラクトオリゴ糖，ガラクト（ダイズ）オリゴ糖，異性化乳糖，パラチノース等々
(3)糖アルコール作業部会	マルチトール，還元パラチノース，還元水あめ等々
(4)多価不飽和脂肪酸作業部会	ω-6系・リノール酸，γ-リノレン酸，ジホモ・γ-リノレン酸，アラキドン酸，ω-3系・リノレン酸，エイコサペンタエン酸，ドコサヘキサエン酸
(5)ペプチド類およびタンパク等作業部会	乳カゼインをトリプシンで分解して得た疎水性アミノ酸リッチペプチド，LPP，OPP，CPP，ラクトフェリン，植物ペプチド，グロブリン，グルタチオン，タウリン等々
(6)配糖体・イソプレイクドおよびビタミン類作業部会	フラボノイド，サポニン類，ポルフィリン，トリチルペノイド，アスパルテーム，カロチノイド，植物性ステロール，ステビア抽出物等々，トコフェロール，レチノール，スクアレン，アスコルビン酵等々
(7)アルコール（アルコールおよびフェノール類）作業部会	オクタコサノール，γ-オリザノール，カテキン，没食子酸等々
(8)コリン（複合脂質）作業部会	レシチン等
(9)乳酸菌類作業部会	乳酸菌，ビフィズス菌等々
(10)ミネラル作業部会	牛骨カルシウム，乳清カルシウム，魚骨粉カルシウム，風化造礁サンゴ粉カルシウム，マグネシウム等々
(11)その他作業部会	ガムベース，スコルジニン，アリイン，デセン酸他等々

の中間答申に基づいて開いた，民間260社による機能性食品に関する検討のための11の作業部会の内容を示したものである。また，産業界でも極めて大きな市場になるということで，当時数多くの新規素材の候補が上げられていた（表2）。

以下の章では，機能性食品に関するおもな対象疾患とそれに適応できる可能性のある食品素材と生理作用（効能）についてまとめてみる。

表2 機能性食品例（当時）

食品の名称	機能成分	予想される機能
オピオイドペプチド強化牛乳・小麦など	オピオイドペプチド	中枢神経調節機能，腸管蠕動抑制機能
核酸強化パン・魚類など	核酸	吸収機能調節機能，循環器系改善機能，心筋代謝賦活機能，性欲減退予防機能，放射性防護機能，皮膚基底細胞賦活機能，骨髄細胞賦活機能，眼精疲労聴覚障害改善機能，けいれん治療機能，夜尿症治療機能，脳老化防止機能
小麦胚芽強化加工食品	オクタコサノール	抗ストレス機能，体力耐久力増進筋肉疲労回復機能，抗腫瘍機能
α-リノレン酸強化加工食品	α-リノレン酸	アレルギー低減化機能，抗炎症機能
レクチン強化煮豆等加工食品	レクチン	リンパ系刺激機能
キチン・キトサン強化食品	キチン・キトサン	細胞免疫強化機能，血液凝固阻止機能
マリンクロレラ	マリンクロレラ	高血圧防止機能
コンドロイチン硫酸強化加工食品	コンドロイチン硫酸	肝疾患予防作用機能，コレステロール制御機能，腎疾患治療機能，扁頭痛治療機能，神経痛関節痛治療機能
SOD強化加工食品	スーパーオキシドジスムターゼ	活性酸素障害予防機能，脂質過酸化抑制機能
EPA強化加工食品	エイコサペンタエン酸	コレステロール制御機能，血小板凝集抑制機能
EPO強化加工食品	エリスロポイエチン	コレステロール制御機能，造血機能調節機能，脂質代謝異常治療機能
ギムネマ・シルベスタ強化食品	ギムネマ・シルベスタ	糖尿病予防機能
ナットウキナーゼ強化加工食品	ナットウキナーゼ	血栓溶解機能

■参 考 文 献

・篠原和毅：生理的機能性，Foods Biotechnology，産調，p. 288（1988）
・日本栄養・食糧学会編集部：栄食誌，42，331（1989）
・荒井宗一：醸協，85，2（1990）
・細谷憲政：食衛誌，31，373（1990）
・太田周司：醸協，85，834（1990）
・食品と開発編集部：食品と開発，26，1（1991）
・奥　恒行：栄養誌，51，185（1993）

Ⅱ　各種疾患と食品の機能性

高血圧

　現在，日本人の死因のトップをしめるのは悪性新生物（がん）ということになっているが，2，3位の心臓病と脳卒中をたすと1位の悪性新生物（がん）と大差ない。そしてそれらの引き金になっているのが高血圧であるから，この高血圧を予防する食品は最も重要な研究目標となる。

　降圧作用を示す食品成分の研究は高血圧自然発症ネズミ（SHR）および脳卒中易発性ネズミ（SHR-SP）の開発（Okamoto，1974）に負うところが大きい。これらのネズミは京都大学病理学教室にいた多くのネズミの中から選ばれ，交配を繰り返して作り出されたものである。

1　アミノ酸，タンパク質

　これまで，動物実験をもとに含硫アミノ酸としてメチオニン，そしてタウリンが高血圧発症を抑えることが確認されている。また，SHR-SPは寒冷刺激に対して交感神経が興奮しやすく，普通のネズミ（WKY）に比べて尿中のカテコールアミンの排泄量が増加するが，タウリン摂取はその排泄量も抑える。寒冷刺激は中枢性に副腎からのエピネフィリン，末梢神経からのノルエピネフィリンの分泌を促すが，タウリンがそのような交感神経機能に何らかの影響を与えていると考えられている。

　一方，図1はリジンとプロリンをSHR-SPへ食べさせたときの効果であるが，リジンはSHR-SPの血圧上昇に対する効果はタウリンに比べて顕著ではないものの，脳卒中の発症を強力に抑制する。一方，プロリンは血圧を上昇させ脳卒中の発症率を高める。

　各種のタンパク質は，その摂取により一般にアミノ酸の場合ほど血圧への影響はないが，脳卒中の発症を予防すること，特に食塩による脳卒中発症に対する抑制効果のあることが知られている。家森ら（1987）は動物性タンパク質の中でも特にオキアミが高血圧および脳卒中発症の抑制に効果的で，動物の平均寿命を延ばすと報告している。

実験群 (ラット数)	アミノ酸 (%)	脳卒中頻度 (%)	生後25週目の血圧 (mmHg)
普通食 (30)	—	(87)	200 220 240 260
リジン (7)	1.5	(14)*	224±7
プロリン (9)	1.2	(100)	254±9 *
リジン ＋プロリン (10)	0.75＋0.6	(60)	267±11

図1　SHR-SP における各種アミノ酸含有量の血圧と脳卒中発症に及ぼす影響
＊普通食群との有意差（$p<0.05$）
家森ら（1987）

高血圧とは

　WHO（世界保健機構）では血圧 160/95 mmHg 以上を高血圧と定義しているが，我が国では，日本高血圧学会が発表している高血圧治療ガイドライン 2009（表1）に基づき，収縮期血圧（最大血圧）が 140 mmHg 以上，あるいは拡張期血圧（最小血圧）が 90 mmHg 以上（あるいは両方）を高血圧としている。

　高血圧はよほどひどいものでない限り自覚症状＊がなく，放っておくと少しずつ動脈が傷んでくる。粥状硬化，中膜硬化および細動脈硬化はほとんど高血圧が原因で起こるとされる。そして，当然ながら血管の損傷，血流不全はじわじわと全細胞の活性に影響する。高血圧が最大の生活習慣病といわれるゆえんである。

表1　成人における血圧値の分類

分類	収縮期血圧		拡張期血圧
至適血圧	＜120	かつ	＜80
正常血圧	＜130	かつ	＜85
正常高値血圧	130〜139	または	85〜89
Ⅰ度高血圧	140〜159	または	90〜99
Ⅱ度高血圧	160〜179	または	100〜109
Ⅲ度高血圧	≧180	または	≧110
（孤立性）収縮期高血圧	≧140	かつ	＜90

（高血圧治療ガイドライン 2009）

＊　サイエントキラー（静かなる暗殺者）
　自覚症状がほとんどないため，じわじわと進行し，放置しておくと命に関わる病気の原因になる。

現在，我が国にこの高血圧症の人口が 4,000 万人以上いるとされ，その割合は 30 歳以上では男性で 60％，女性で 45％となっている（厚生労働省，2012）。また，その若年層による発症増加が問題となっている。

高血圧は，本態性高血圧（一次性高血圧）と続発性高血圧（二次性高血圧）に分類され，我が国では 90％以上が本態性高血圧とされる。

本態性高血圧は，原因や発症機序が不明なことが多いが，遺伝的な因子に加え，生活習慣等の環境因子が複雑に絡み合って発症するとされる（モザイク説）。その中で，最も重要なものの一つに食塩過剰摂取がある。食塩過剰摂取による血圧上昇や心血管病リスク増加および減塩による降圧作用や心血管病リスクの低下については数多くのエビデンスがあり，また，胃がんや脳卒中に関連すると科学的に証明されたことから，我が国では「日本人の食事摂取基準（2010 年版）」において男性の 1 日の食塩摂取量の目標値が 9 g 未満，女性が 7.5 g 未満という目標値があげられている。

一方，続発性高血圧は，血圧上昇の原因となる何らかの疾患があり，腎性高血圧や心・血管性高血圧，内分泌性高血圧等がある。その中で，代表な疾患が腎性高血圧であり，高血圧症全体の約 10％を占める。腎性高血圧の多くは，レニン-アンジオテンシン-アルドステロン系の活性化が原因で起こる（図 2）。

アンジオテンシンは，ポリペプチドの一種で，活性をもたない I と昇圧作用を持つ II～IV がある。アンジオテンシンは，アンジオテンシノーゲンからレニンの作用によって，アンジオテンシン I が作り出され，これがアンジオテンシン変換酵素（ACE）によって C 末端の 2 残基（ヒスチジルロイシン）が切り離され，血管収縮作用と昇圧作用の強いアンジオテンシン II に変換される。さらに，アンジオテンシン II は，副腎皮質に働きかけて腎臓での塩分と水分の保持量を増加させるアルドステロンの分泌を促進し，血圧を上昇させる。

一方で，血圧が上昇すると，腎臓髄質からカリクレインやキニンが分泌され，血管を拡張させて血圧を下げる（図 3）。また，ブラジニキンはホスフォリパーゼ A2 を活性化し，血管拡張作用を持つプロスタグランジン E2 の産生を促進して血圧を下げる。また，最高血圧（収縮期血圧）が 100 mmHg 以下に低下すると，再び腎臓からのレニン分泌が促進され，血圧上昇に傾く。

この ACE を阻害することで，血圧を下げる降圧薬が実用化されている。

高 血 圧　11

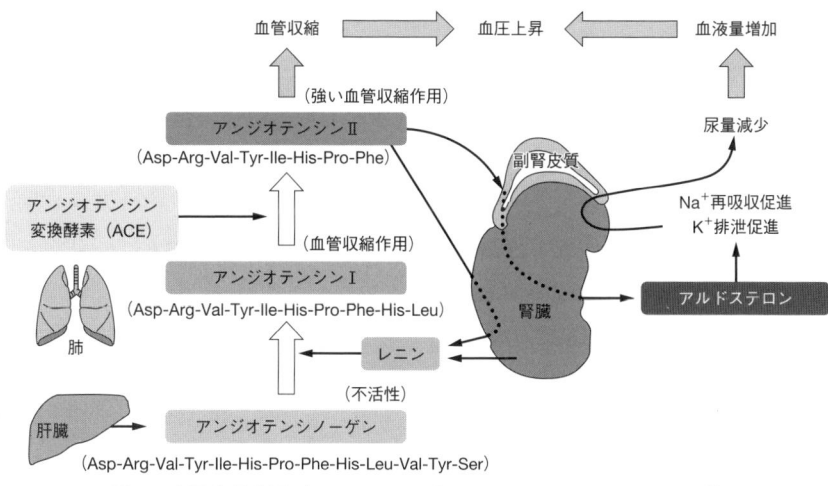

図2　血圧上昇作用（レニン-アンジオテンシン-アルドステロン系）

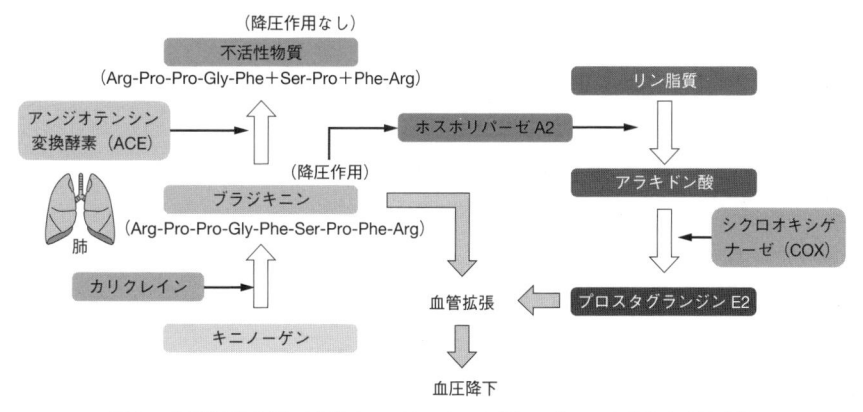

図3　血圧降下作用（カリクレイン-キニン系・プロスタグランジン系）

2　タンパク分解産物（ペプチド性降圧物質）

　食品中のタンパク質の多くは，当然のことながら，胃および小腸の消化管プロテアーゼにより，アミノ酸，ペプチドに加水分解され腸管より吸収される。食品タンパク質が消化分解されて生成する数多くのペプチドの中には，吸収された後，あるいは腸管内において何らかの生理機能を示すものがあると考えられるが，既知タンパク質のアミノ酸配列に特別に頻度の高い並び方は見当らな

いので，生成のペプチドの数は単純には $(2 \cdot 10)^n$ と計算できる。したがって，腸管吸収の上限とされるテトラあるいはトリペプチドの数は，それぞれ160,000種と8,000種もの数になる。これらの中からの新規物質のスクリーニングは，特に牛乳や穀類のタンパク質を酵素処理して大々的に行なわれている。表2は牛乳の例であるが，降圧に働くアンジオテンシン転換酵素（ACE）阻害ペプチド（Maruyama, 1982）のほか，オピオイド活性ペプチド（Brantl, Henschen, 1979），オピオイドアンタゴニストペプチド（Yashikawa, 1986），マクロファージ活性化ペプチド（Parker, 1984），血小板凝集阻害ペプチド（Jolles, 1986）などが発見されている。

そのほか，トウモロコシのタンパク質由来のACE阻害ペプチド（Miyoshi, 1991），またダイズタンパク質から血清コレステロール低減化能を持つペプチド（Yashiro, 1985）などが分離されている。なお，ACEの阻害に関しては，高根ら（1989）がオキアミの脱脂タンパク質からLeu-Lys-Tyrの構造を持つ

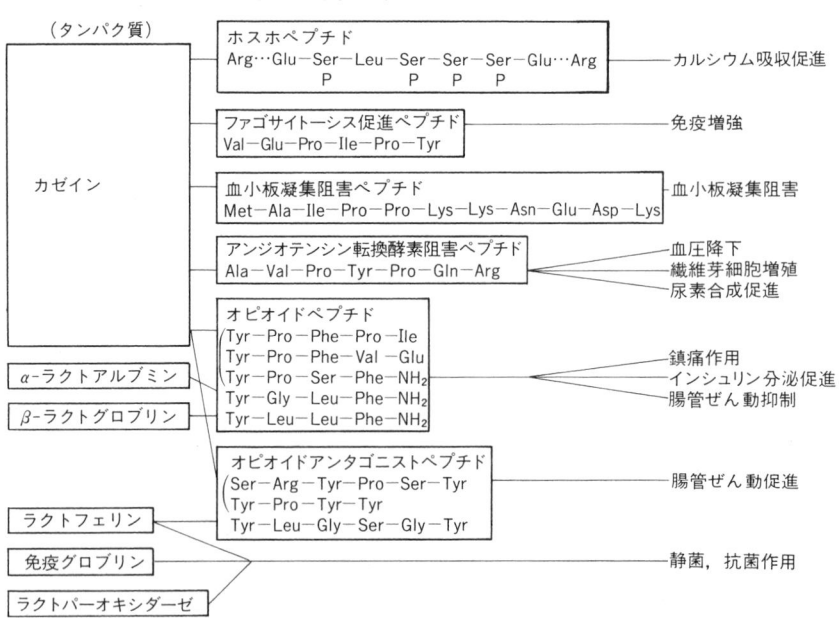

表2 牛乳由来の生理活性ペプチド

タンパク質	ペプチド	作用
カゼイン	ホスホペプチド Arg…Glu−Ser−Leu−Ser−Ser−Ser−Glu…Arg 　　　　　　　P　　P　　P　　P	カルシウム吸収促進
カゼイン	ファゴサイトーシス促進ペプチド Val−Glu−Pro−Ile−Pro−Tyr	免疫増強
カゼイン	血小板凝集阻害ペプチド Met−Ala−Ile−Pro−Pro−Lys−Lys−Asn−Glu−Asp−Lys	血小板凝集阻害
カゼイン	アンジオテンシン転換酵素阻害ペプチド Ala−Val−Pro−Tyr−Pro−Gln−Arg	血圧降下 繊維芽細胞増殖 尿素合成促進
カゼイン、α-ラクトアルブミン、β-ラクトグロブリン	オピオイドペプチド Tyr−Pro−Phe−Pro−Ile Tyr−Pro−Phe−Val−Glu Tyr−Pro−Ser−Phe−NH$_2$ Tyr−Gly−Leu−Phe−NH$_2$ Tyr−Leu−Leu−Phe−NH$_2$	鎮痛作用 インシュリン分泌促進 腸管ぜん動抑制
カゼイン、ラクトフェリン	オピオイドアンタゴニストペプチド Ser−Arg−Tyr−Pro−Ser−Tyr Tyr−Pro−Tyr−Tyr Tyr−Leu−Gly−Ser−Gly−Tyr	腸管ぜん動促進
ラクトフェリン、免疫グロブリン、ラクトパーオキシダーゼ		静菌，抗菌作用

千葉，荒井（1988）

トリペプチドを，またイワシ筋肉からは Tyr-Lys-Ser-Phe-Ile-Lys-Gly-Tyr-Pro-Val-Met（ウンデカペプチド）を有効成分として分離している。

現在，特定保健用食品に利用されている成分には 13 種類あるが，そのうちペプチド食品は 8 種類，許可件数は 94 件（2012 年 4 月）である（表3）。

図 4 は，中でも許可件数の多いサーデンデカペプチド飲料摂取による軽症高血圧者，正常高値血圧者，正常血圧者に対する血圧への影響をみたものである（川崎ら，2002）。

このようにペプチド食品は，緩やかな ACE 阻害による降圧作用があり，降圧薬のような効果は期待できないが，いわゆる「血圧が高めの方」とされる正常高値血圧者や一部の軽症高血圧者に対し，生活習慣の修正と並行したこれらペプチド食品の摂取継続による降圧効果が期待できる。

表3　血圧降下作用を有する代表的な生理活性ペプチド

ペプチド	構造（一文字表記）	許可食品（件数）
カゼインドデカペプチド	Phe-Phe-Val-Ala-Pro-Phe-Pro-Glu-Val-Phe-Gly-Lys（FFVAPFPEVFGK）	清涼飲料水（1）
ラクトトリペプチド	Val-Pro-Pro（VPP），Ile-Pro-Pro（IPP）	乳酸菌飲料（9），はっ酵乳（1），錠菓（1），果実・野菜飲料（1）
かつお節オリゴペプチド	Leu-Lys-Pro-Asn-Met（LKPNM）	乾燥スープ（2），錠菓（2），粉末清涼飲料水（1），顆粒（1），即席みそ汁（1）
サーデンペプチド	Val-Tyr（VY）	錠菓（29），清涼飲料水（23），粉末清涼飲料水（11），果実・野菜飲料（1）
ゴマペプチド	Leu-Val-Tyr（LVY）	茶系飲料（2）
わかめペプチド	Phe-Tyr（FY），Val-Tyr（VY），Ile-Tyr（IY）	ゼリー（4）
海苔オリゴ（ノリペンタ）ペプチド	Ala-Lys-Tyr-Ser-Tyr（AKYSY）	粉末清涼飲料水（2）
ローヤルゼリーペプチド	Val-Tyr（VY），Ile-Tyr（IY），Ile-Val-Tyr（IVY）	清涼飲料水（2）

（2012 年 4 月 17 日現在）

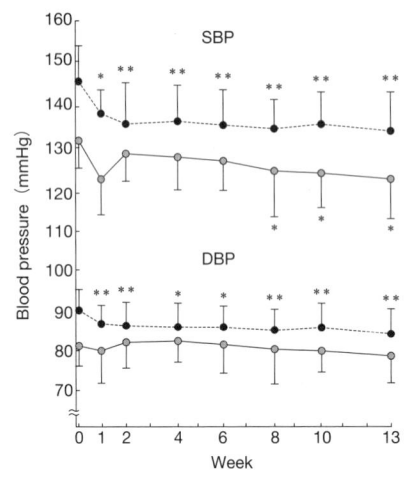

図4 サーデンドデカペプチド含有飲料摂取による血圧の変化

軽症高血圧者，正常高値血圧者，正常血圧者計63名（男49，女14）を対象に，二重盲検法によるサーデンドデカペプチド含有飲料（30 ml容量：Val-Tyr 0.4 mg含有）の13週間連続摂取試験群のうち，軽症高血圧者（…●…，n=14）および正常高値血圧者（―●―，n=6）の試験飲料摂取群では1週目から降圧効果を認め，13週目まで持続することが確認された。一方で，正常血圧者の血圧には有意な変動は見られなかった。Mean±SD，*$p<0.05$，**$p<0.01$：vs. 0週間

(川崎ら，2002)

3 野菜，海藻由来の降圧物質

表4は，野菜，海藻類を中心に各種食品材料の抽出物が持つ血圧への影響をまとめたものである。クロレラ，ユーグレナ，ビール酵母などの微生物やタケ

食塩摂取量

食塩摂取量は，毎年国民健康・栄養調査（厚生労働省）の中で発表されている。日本人の食塩摂取量は低下傾向にあるが，未だ目標の1日10g未満を上回っており，世界的に見ても食塩摂取量が多い。WHO/国際高血圧学会ガイドラインを初め，アメリカ高血圧合同委員会や日本高血圧学会ガイドライン（JSH2009）では，食塩摂取量として6g/日未満を推奨している。さらに，減塩先進国イギリスでは，2025年まで（今後15年間）に3g/日という目標を掲げている。

血圧は加齢に伴い上昇する傾向にあるが，世界には血圧の低い民族がいる。彼らは，ヨーグルトを主食とし，塩分をほとんど摂らない狩猟生活を送っている。しかし，近年塩分摂取による血圧上昇も確認されている。

表4 降圧効果を持つ食品材料と有効分画の概算分子量

血圧の最大下降度	ゲルろ過による概算分子量					
	10,000以上	5,000~10,000	2,000~5,000	1,000~2,000	500~1,000	500以下
20 mmHg 以下	トウモロコシ(ひげ)	セロリ ドクダミ	エノキダケ イネ	ススキ カキ(葉)		
21~40 mmHg		マツバダイコン(葉) レタス スピルリナ カキ(葉)	グミ(葉)	レタス ダイコン(葉) マツバ カキ(葉)		
41~60 mmHg	ユーグレナ アスパラガス トマト(葉) ビール酵母	ミカン(葉) ユリネ	トマト(葉) アスパラガス ゴボウ	ニラ モヤシ ナルトカン(皮) トマト(葉) スピルリナ	ササ タケ(葉) トウモロコシ(芯) キンカン(皮) グレープフルーツ(皮)	ハダカムギ(葉) トウモロコシ(皮)
61~80 mmHg	クロレラ(乾燥) サルノコシカケ セイタカアワダチソウ	ササ タケ(葉)			オオムギ(葉) トウモロコシ(皮) オレンジ(皮) ミカン(皮) ユズ(皮)	クロレラ(生) トウモロコシ(ひげ)
81 mmHg		カキ(葉)		レモン(皮)	レモン(皮) スダチ(皮)	

投与方法:静脈内投与,投与量:5 mg/100 g体重　　　　　　　　　　　　　　　吉田,杉本(1987)

の葉,カキの葉,キノコ類が血圧を下げることがわかる。また,図5はクロレラ熱水抽出物の各種分画物をSHRおよびSHR-SPに投与したときの血圧の変動を示したものである。含まれる核酸成分のアデニン,アデノシン,AMPなどの血管拡張物質が作用物質の1つと考えられているが,熱水抽出される高分子画分のものについてはわかっていない。しかし,漢方薬でも有効成分はほとんどこの熱水抽出画分にあり,今後最も研究開発の期待されるところである。なお,かんきつ類果皮の熱水抽出物であるフラボノイド配糖体については松原ら(1986)が44種類を単離し,その降圧効果を調べている。作用機序などは

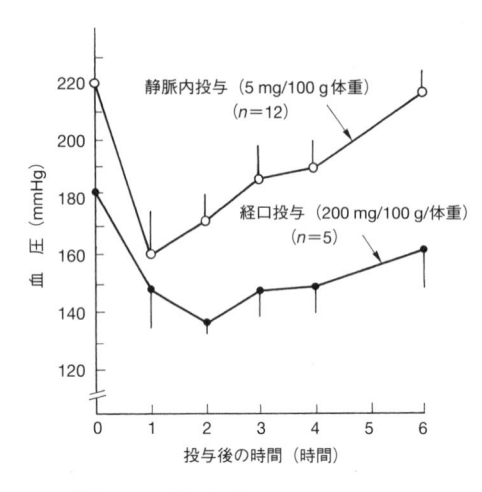

図5 クロレラエキス低分子分画物を投与したときのSHR,SHR-SPの血圧の変化

村上（1980）

表5 かんきつ類より単離した血圧降下性フラボノイド配糖体

かんきつ名	フラボノイド配糖体
レモン	1) 6,8-ジ-C-グルコシルアピゲニン 2) 6,8-ジ-C-グルコシルジオスメチン 3) リモシトロール 3-β-d-グルコシド
ウンシュウミカン	1) ナリルチン-4'-β-グルコシド 2) 3,6-ジ-C-グルコシルアピゲニン 3) 3-ヒドロキシ-5,6,7,8,3',4'-ヘキサメトキシフラボン 3-β-d-グルコシド 4) ルチン
スダチ	1) スダチイン A 2) 4'-β-グルコシルスダチチン 7-O-(3-ヒドロキシ-3-メチルグルタレート)
ユズ	1) ナリンゲニン 7-{[α-ラムノシル(1→2)]-[α-ラムノシル(1→6)]-β-グルコシド}
キンカン	1) 3,6-ジ-C-グルコシルアカセチン 2) 2''-O-α-l-ラムノシルビチキシン 3) 2''-O-α-l-ラムノシルオリエンチン
オレンジ	1) 2''-O-キシロシルビテキシン
ザボン グレープフルーツ	1) アピゲニン 7-[2-O-d-ラムノシル-β-グルコシド]

不明であるが，表5は，降圧検定で10 mmHg以上の効果を示すものをまとめたものである。

4 低血圧に効く成分

　血圧降下に働く成分の研究が多いのに対して，血圧を上げる方の研究は大変遅れている。数少ない例数の中で，亀田ら（1991）はノルエピネフィリンによるモルモット大動脈の血管収縮に対する食品抽出物の添加実験で，血管の収縮を増強する食品としてトマト，ホウレンソウ，サンショウ，ゴマなどをあげている。特に，ホウレンソウは単独でも血管平滑筋の収縮作用を持つという。いずれもその本体はわかっていないが，血圧上昇に働くわけである。

　英国でのヘセルチンら（1991）による無作為二重盲検試験では，高齢者に起こりがちな食後の血圧低下は食後にカフェインをとることで予防できるとされる。彼らは64～72歳の男性2人と女性5人の健常者に標準的な高炭水化物食を食べさせた後，200 mgのカフェインを含むコーヒー（約3杯）あるいはカフェインを含まないコーヒーを飲ませ，また1週間後にはコーヒーの内容を入れ替えて同じ食事内容でもう一度検討した。その結果，食後のカフェインレスコーヒーでは血圧が低下したが，カフェインを含むコーヒーでは低下が起こらなかった（例えば，カフェインレスコーヒーでは，食前の値に比べ食後60分では平均の臥位収縮期血圧は14 mmHg低下，一方カフェインを含むコーヒーを服用した者では9 mmHg上昇した）。なお，この実験条件ではカフェイン摂

ケール中毒症

　　含硫アミノ酸の良いことばかり書いたので，例数は少ないが副作用面もあげておこう。キャベツの近縁の野菜であるケール（Kale）は，栄養価が高いということでヨーロッパでは古くから家畜のエサあるいはヒトでも食べられてきたのであるが，抗凝血剤（クマリン，ワーファリン）の発見と同じような経緯で，それを多食した者に血液の異常が発生し，死亡するものが出たことから研究が進んだ。その結果，中毒は多量摂取されたS-メチルシステインスルフォキシドが腸内細菌で分解され生じる揮発性のジメチルジスルフィドによる貧血のためであることがわかった。同様のことはキャベツのS-メチルシステインスルフォキシド，S-メチルシステインおよびメチオニンをラットに大量投与した場合でも起こり，貧血と共に膵臓の肥大，黒変が報告されている。なお，ニンニクに含まれる含硫化合物アリーンにはそういった副作用の報告はみられない。

取は食後の交感神経活性の亢進を引き起こすものの心拍数への影響はないという。

■参考文献

- Okamoto, K., et al. : *Circ. Res.*, **34**, 35, (suppl. 1) (1974)
- Yamori, Y., et al. : *Eur. J. Pharmacol.*, **68**, 201 (1980)
- 家森幸男ら：高血圧自然発症学会抄録, 101 (1987)
- 千葉英雄監修：「食品の生体調節機能」, 学会出版センター (1992)
- 岡本耕造ら：近大医誌, **4**, 83 (1979)
- 吉田 昭, 杉本悦郎編：「非栄養素と生体機能」, p. 103, 106, 光生館 (1987)
- 千葉英雄, 荒井綜一：化学と生物, **26**, 34 (1988)
- Matsubara, Y. : *Yukagaku*, **35**, 435 (1986)
- 村上哲男ら：近大医誌, **5**（補冊）, 119 (1980)
- Murakami, T. : *J. Heart J.*, **23**, 423 (1982)
- Maruyama, S. and Suzuki, H. : *Agric. Biol. Chem.*, **46**, 1393 (1982)
- Brantl, V., et al. : Hoppe-Seyler's *Z. Physiol. Chem.*, **360**, 1211 (1979)
- Henschen, A., et al. : *Hoppe-Seyler's Z. Physiol. Chem.*, **360**, 1217 (1979)
- Yoshiwara, M. et al. : *Agric. Biol. Chem.*, **50**, 2951 (1986)
- Parker., F., et al. : *Eur. J. Biochem.*, **145**, 677 (1984)
- Jolles, P., et al. : *Eur. J. Biochem.*, **158**, 379 (1986)
- Miyoshi, S. : *Agric. Biol. Chem.*, **55**, 1313 (1991)
- Yashiro, A. et al. : *J. Nutr.*, **115**, 1327 (1985)
- 高根俊一ら：日本水産学会秋季大会講演要旨, 181 (1989)
- 河村幸雄：化学と生物, **27**, 766 (1989)
- 亀田健治ら：日本栄養・食糧誌, **44**, 487 (1991)
- Heselteine, D., et al. : *J. Am Geriatr Soc.*, **39**, 160 (1991)
- 川崎晃一ら：福岡医学雑誌, **93**, 208 (2002)

アレルギーと免疫

　最近，食物アレルギーの患者数が急増している。また，その多くは小児であり，全人口の4％程度が罹患しているともいわれている。食物アレルギーに乳幼児期あるいは小児期に罹患した場合，それが原因となって，成長後に食物アレルギー以外のアレルギーを発症することが多い。いわゆる"アレルギーマーチ"であるが，食物アレルギーは成人になって罹患する多くのアレルギー原因としても重要である。

　食物アレルギーの発症機構の大きな特徴は，花粉アレルギーなどと異なって腸管を経るという点にある。しかし，この点を除けば，ほかの多くのアレルギーの場合と大差はないと考えられている。一般にアレルギーはⅠ～Ⅳ型に分類されているが，食物アレルギーはそのうちⅠ型とⅣ型に属し，抗体としてはおもに免疫グロブリンE（IgE）が関与している（表6）。

1 アレルギー原因物質

　表7は我が国で原因となりやすい食物をまとめたものである。最も原因とな

表6　アレルギーの分類

タイプ（名称）	関与する細胞や物質	反応時間	症状や疾患の例
Ⅰ型（即時型）	IgE，肥満細胞，好塩基球	15分～8時間	食物アレルギー，気管支喘息，花粉症，じん麻疹，アレルギー性鼻炎，アナフィラキシーショックなど
Ⅱ型（即時型：細胞障害型）	IgM，IgG，T細胞，補体	15分～8時間	溶血性輸血副作用，溶血性貧血，薬剤アレルギー，バセドウ病など
Ⅲ型（即時型：免疫複合体型）	抗原抗体複合体（IgG），補体，好中球	4～6時間	溶連菌感染後の急性糸球体腎炎，薬剤アレルギー，アレルギー性気管支炎，血清病など
Ⅳ型（遅延型）	感作リンパ球，リンホカイン	24～48時間	食物アレルギー，ツベルクリン反応，接触性アレルギー（金属など），結核，脊髄炎，脳炎，真菌等の感染症，慢性関節リウマチ，移植後の拒否反応など

表7　食物アレルギーを起こす食物

鶏肉・卵およびその製品
　　鶏卵，鶏肉，マヨネーズ，ケーキ，プリン，カステラ，アイスクリーム，スープ，フライ，テンプラ
牛乳およびその製品
　　牛乳，粉乳，ヨーグルト，バター，チーズ，アイスクリーム，ケーキ，カステラ，チョコレート，キャラメル，プリン
豚肉およびその製品
　　豚肉，カツ，ソーセージ
魚貝類
　　サバ，マグロ，サケ，タラ，サンマ，カレイ，アジ
穀　類
　　日本そば，ダイズ，コメ，コムギ粉
野菜・果物
　　ホウレンソウ，ナス，タケノコ，里いも，山いも，クリ，オレンジ

表8　原材料表示すべき特定原材料等

<特定原材料>
特にアレルギーを起こしやすいとされる食品のうち，発症数，重篤度から考えて表示する必要が高いものとして表示が義務化された7品目

特定原材料（省令で定められたもの）	
卵，乳，小麦，えび，かに	症例数が多いもの
そば，落花生	症状が重篤であり，生命に関わるため特に留意が必要なもの

<特定原材料に準ずるもの>
可能な限り表示することが推奨された20品目

特定原材料に準ずるもの（通知で定められたもの）
あわび，いか，いくら，オレンジ，キウイフルーツ，牛肉，くるみ，さけ，さば，大豆，鶏肉，バナナ，豚肉，まつたけ，もも，やまいも，りんご，ゼラチン，カシューナッツ※，ごま※

※「アレルギー物質を含む表示について」（平成25年9月20日消食表第257号）により，新たに追加された。

りやすいのが，鶏卵であり，次いで牛乳，小麦の頻度が高く，これらは三大アレルゲンと呼ばれる。また，特に重篤な症状を示す食品（そば・落花生）を含めた7品目は特定原材料として，これらを含む加工食品には省令で表示が義務づけられている。この他，症例数が少ないか，あるいは多くても重篤な例が少ない20品目を「特定原材料に準ずるもの」として表示を推奨している（表8）。

表9は臓器別にみられる症状と疾患をまとめたものである。

表10は各国の表示対象原材料である。国による食生活の違いから，摂取頻度の高い食品が主要アレルギー食品となっている様子がうかがえる。

表9 臓器別にみられる症状と疾患

全　身	ショック，疲労
消化器	悪心，嘔吐，腹痛，下痢，便秘，口唇発赤，肛門発赤
呼吸器	気管支喘息，鼻炎，咳嗽，喘鳴
皮　膚	発疹，瘙痒感，皮膚炎，蕁麻疹
泌尿器	タンパク尿，ネフローゼ，夜尿症
神経系	頭痛，偏頭痛，めまい，けいれん
循環系	浮腫，頻脈，低血圧，高血圧

表10 各国の食物アレルギー表示対象原材料

アレルゲン	Codex	日本	韓国	EU	米国	オーストラリア
ピーナッツ	○	○	○	○	○	○
ナッツ類	○			○	○	○
卵	○	○	○	○	○	○
魚類	○			○	○	○
牛乳	○	○	○	○	○	○
甲殻類および貝類	○			○	○	○
ゴマ				○		
大豆	○		○	○	○	○
亜硝酸塩	○					
グルテン含有穀類	○			○		
小麦		○	○		○	○
その他		そば粉	サバ，カニ，豚肉，桃，トマト，そば粉	セロリ，マスタード		ローヤルゼリー，プロポリス，蜂花粉

口腔アレルギー症候群

　花粉症のある人が，果物などを食べると，果物に接した口唇・口腔にアレルギー症状が生じることがある。これは，口腔アレルギー症候群（oral allergy syndrome：OAS）と呼ばれ，原因となる食物を食べて約15分以内に，口腔，口唇，咽頭部に刺激感やかゆみ，ひりひり感などが現れる。時には，花粉症のような症状やじんましん，血管浮腫，腹痛，嘔吐，下痢，喉頭閉塞感，喘息，アナフィラキシーなどを伴うこともある。特徴は，抗原がタンパク質ではなく，糖鎖であること。

2 アレルゲン除去（低アレルゲン米，低フェニルアラニンペプチド）

食物アレルゲンとして最も多いのはタンパク質である。コメのアレルゲンでは，主要なものは分子量が約 16,000 のグロブリンに属するタンパク質であるが，このアレルゲンを除く方法が開発されている（図6）。すなわち，通常米（コシヒカリ）を微アルカリ性（pH9）の酵素水に浸漬する。この酵素水は，食肉軟化用のプロテアーゼ（アクチナーゼ）の水溶液であるが，これが米粒にしみこみやすくするため，食用界面活性剤オレイン酸モノグリセリドを加え，減圧下に置き，酵素水の浸透を助け，インキュベイションすることでグロブリン類をほぼ完全に分解することができる。表11は酵素処理米と通常米のIgE-RAST（radio-allergosorbent test）値を比較した結果であるが，処理したコメは多くの患者の血清に対して 0.34 以下（陰性）である。また，このコメは，通常米と比較して栄養価もほとんど変わらず，嗜好的にも劣らない。つまり，一次機能と二次機能を維持させたまま，アレルギー低減化という三次機能を付

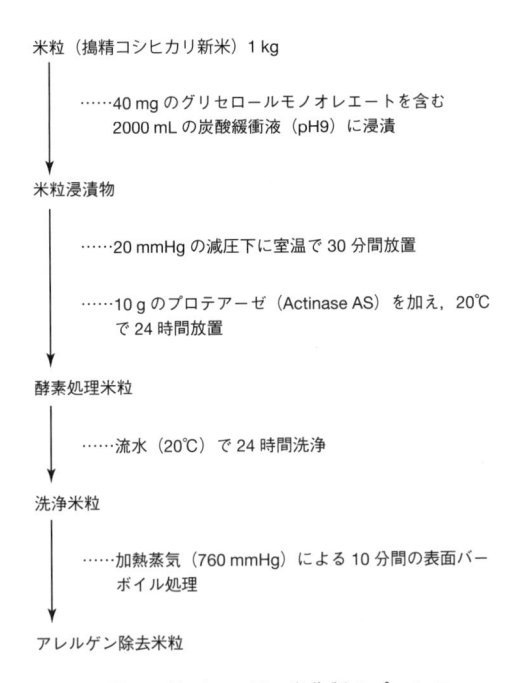

```
米粒（搗精コシヒカリ新米）1 kg
  │
  │ ……40 mg のグリセロールモノオレエートを含む
  │    2000 mL の炭酸緩衝液（pH9）に浸漬
  ↓
米粒浸漬物
  │
  │ ……20 mmHg の減圧下に室温で 30 分間放置
  │
  │ ……10 g のプロテアーゼ（Actinase AS）を加え，20℃
  │    で 24 時間放置
  ↓
酵素処理米粒
  │
  │ ……流水（20℃）で 24 時間洗浄
  ↓
洗浄米粒
  │
  │ ……加熱蒸気（760 mmHg）による 10 分間の表面パー
  │    ボイル処理
  ↓
アレルゲン除去米粒
```

図6　低アレルゲン米作製のプロセス
Watanabe（1990）

表11 酵素処理米（アレルゲン除去米）と原料米（通常米）のRAST値

患者血清番号	原料米 (PRU/mL)	アレルゲン除去米 (PRU/mL)
1	5.1	＜0.34
2	7.1	＜0.34
3	3.1	＜0.34
4	1.0	＜0.34
5	0.7	＜0.34
6	0.4	＜0.34
7	0.4	＜0.5
8	6.2	＜9.9

Watanabe (1990)

与しえたわけである（第Ⅳ編，表1参照）。

　また，アレルゲンではないが，食品中の「ある特定の物質を取り除いた機能性食品」ということで，同類のものとしては低フェニルアラニンペプチドがある。先天性アミノ酸代謝異常症のうちで発症率が最も高いものにフェニルアラニンヒドロキシラーゼを先天的に欠損するフェニルケトン尿症があるが，この患者は食物由来のフェニルアラニンとその代謝物が体内に高濃度で蓄積し，中枢神経系に障害を及ぼすことから，特に乳幼児期には厳しい食事制限が課せられる。荒井ら（1987）は乳清タンパク質を用いて酵素反応の第一段階（エンドペプチダーゼ反応）にペプシンを選び，また第二段階（プロナーゼEのエキ

ソバ（蕎麦）

　江戸時代中期の「耳袋」という本に，「蕎麦を食べ過ぎて腹が痛くなったら，海藻のアラメの黒い煎じ汁を飲むと良い」と記されている。当時はなかなかコメが食べられず，庶民尾主食は雑穀である蕎麦（ソバガキ）などであった。

　ソバには特殊成分として，血管を丈夫にし，血液の流れを良くする"ルチン"（フラボノール配糖体）が多く含まれている。これは特に，ソバの糠層に含まれるもの。一方，ソバは人によってはアレルギー源となり，ごく少量でも"アナフィラキシーショック"と呼ばれる激しいショック症状を起こして死ぬようなこともある。1988年に小学校の学校給食で起こったソバアレルギー死亡事故は有名な話である。

ソペプチダーゼを活性化させる条件での反応）の組合せで遊離した芳香属アミノ酸をゲル濾過法で除き，最終的にフェニルアラニン含量 0.3% の低分子ペプチド混合物（LPP：分子量 2,500 以下で遊離アミノ酸含量 3.3%）を約 70% の収率で得た。この方法は部分改良を経たうえで工業化され，現在さらに LPP に特定アミノ酸，ビタミン，ミネラルなどを配合した LPP 特殊乳も製造されている。

3 抗アレルギー物質

血小板は血管由来のコラーゲン，ADP，エピネフィリンなどの刺激で容易に活性化され，細胞内で種々のケミカルメディエーター（chemical mediator）を合成し放出するが，ほかの血小板のレセプターに結合しその活性を増幅する物質として血小板活性因子（PAF）がある。PAF は，血小板ばかりでなく好

ゴキブリとアレルギー

「アレルギーは，第一子でしかも男の子に多い。また，だいたい青洟（あおばな：膿性鼻汁）をたらすような子供にはアレルギーは出ない」と国立小児病院の皮膚科医長から聞いた話がある。

昔の子供たちが垂らしていた青洟の正体は，白血球の死骸。本来，体外から侵入する細菌やウイルスなどに対抗しなければならなかった免疫抗体（液性免疫）が，1970 年代までの日本は，栄養状態や衛生環境が悪かったため活躍できず，細胞性免疫に頼った結果，白血球が大量に動員され，防衛を行っていた。しかし，栄養豊富な現代では青洟ではなく，鼻水である。鼻水は，免疫細胞からヒスタミンが放出されることにより分泌される。花粉症やハウスダストなど，現代人に多いアレルギーは液性免疫が関係している。

近年，注目されているのがシーフードアレルギーである。ここでいうシーフードとは甲殻類（エビ，カニ，ロブスターなど）を指す。アナフィラキシーショックのような重篤な即時型過敏反応を引き起こすことが多いため，我が国でも特定原材料にエビとカニを加えている（厚生労働省，2008 年）。このアレルギーの主アレルゲンは筋肉に主に含まれるトロポミオシンというタンパク質。トロポミオシンは熱や酸にきわめて強く，甲殻類だけでなく，ゴキブリなどの昆虫にも含まれている。つまり，死んだゴキブリ，あるいはそれらのフンからもアレルギーが引き起こされるということである。

中球や単球をも活性化し,また平滑筋収縮とか血管透過性の亢進作用もあるため,アレルギー,喘息,アナフィラキシーあるいはショックなど多くの炎症性疾患と深い係わりを持つことが明らかにされている。

一方,このPAFに対する阻害物質の検索で,各種の食品類,特に銀杏葉の中に強力な作用物質が発見されており抗アレルギー剤として注目されている(血栓症参照)。

$β$-カロテンは生体内での活性酵素の生成抑制に働くと共に,免疫システムにも影響を持つ。その働きはマクロファージを介してTNF (tumor necrosis factor) のレベルを高める (Schwartz, 1986),T細胞の中のOKT4+ (helper/inducer T cells) の数を増大させる (Alexander, 1985) などが報告されている。また,ビタミンAもマクロファージを強く活性化し,またTリンパ球に対して特異的なアジュバント作用を示し,特に細胞障害性Tリンパ球細胞の活性を高め (能見,岡,1987),抗体産生増強に働くとされる (Santoni, 1986;中島,1986)。

カニ,エビなどの甲殻類,イカ,貝類などの骨格成分であるキチン,キトサン,特にN-アセチルキトオリゴ糖とキトオリゴ糖にも免疫賦活効果がある (鈴木,1989)。(そのほかの機能性に関しては第Ⅲ編,キチン,キトサン参照)

■参考文献

・Watanabe, M., et al. : *J. Food. Sci.*, **55**, 781 (1990)
・Schwartz, J. et al. : *Biochem. Biophys. Res. Commun.*, **136**, 1130 (1986)
・Alexsander, M. : *Immunol. Lett.*, **9**, 211 (1985)
・能見伸八郎,岡　隆宏:*Med. Immunol.*, **14**, 168 (1987)
・Santoni, A. : *Nat. Immun. Cell. Growth. Regul.*, **5**, 259 (1986)
・中島秀喜:ビタミン,**60**,527 (1986)
・本田真樹:機能性食品素材・食品由来の生理活性物質等における研究と開発, p. 156, 工業技術会 (1989)
・鈴木茂生:機能性食品素材・食品由来の生理活性物質等における研究と開発, p. 52, 工業技術会 (1989)
・平野茂博:化学と生物,**21**,635 (1983)

悪性新生物（がん）

化学物質による正常細胞のがん化にはイニシエーション（初発段階）とプロモーション（促進段階）という2つの過程が関与し，それぞれの過程はイニシエーターおよびプロモーターと呼ばれる化学物質によって誘起されると考えられている。イニシエーションは代謝活性化されたイニシエーターがDNAと不可逆的に結合して遺伝的障害を起こす過程であり，がん化への起始段階である。それに続くプロモーションの過程は，イニシエーターで誘発された潜在的腫瘍細胞を，プロモーターの反復刺激によってがん細胞へと増殖促進する段階である。このように，イニシエーターおよびプロモーターは作用機構が全く異なることから，両過程は独立したものとして区別されている（発がん二段階説）。平均寿命の長いヒトにおける発がんはより複雑で「多段階発がん」の様相を示すといわれているが，基本的にはこれらイニシエーションとプロモーションの2つの段階を経てがん化への道をたどると考えられる。

「発がん二段階説」の機構を説明する動物実験（Berenblum, 1978）がある（表12）。それは，イニシエーターとして強力な発がん作用を有するDMBA（7,12-ジメチルベンゾ[α]-アントラセン）とハズ（*Croton tiglium* L.）の種子から得られる，皮膚に対する強い炎症作用を持つクロトン油をプロモーターとして用いたものである。

表12　二段階発がん説を証明する実験

実験	マウス皮膚への塗布								がん
1	i	−	−	−	−	−	−	−	−
2	i	i	i	i	i	i	i	i	+
3	−	p	p	p	p	p	p	p	−
4	i	p	p	p	p	p	p	p	+
5	p	p	p	p	p	p	p	p	−

i：イニシエーターの塗布，p：プロモーターの塗布，−：塗布しない

DMBAを微量濃度マウスの皮膚に塗布すると1回のみの塗布ではがんは発生しない（実験1）が，繰り返し塗布すると皮膚がんが発生する（実験2）。また，プロモーターを繰り返し塗布しても皮膚がんの発生は認められない（実験3）が，がんを生じさせない微量濃度のDMBAを1回塗布した後，プロモーターを繰り返し塗布し続けると皮膚がんが発生する（実験4）。なお，プロモーターを繰り返し塗布しても皮膚がんの発生は認められない（実験5）ことから，プロモーター自身には発がん作用はなく，それを助長促進する作用があることがわかる。したがって，イニシエーションまたはプロモーションのいずれか一方の過程，もしくは両方の過程を同時に阻害できれば最終的に発がん抑制につながるものと期待される。しかし，成人になるとイニシエーターの作用を被った細胞をすでにもっていると考えられることから，正常細胞へ復帰できない潜在的腫瘍細胞にプロモーターを連続的に触れさせないこと，あるいはそのプロモーターの作用を積極的に抑制することなどの方策が，発がん予防の基本といえよう。

1 野菜，果物類

　小清水ら（1991）は，野菜や果実類などの121種の食品のメタノール抽出を行い，発がんウィルスの1つであるエプスタイン-バールウィルス（EBV）に感染したヒトBリンパ球（ラジ細胞）を用いた簡易検定法でEBVの活動開始による早期抗原タンパク質（EBV-EA）誘導抑制作用を調べた。図7はその結果で，全体の11.6％に当たる14種に＋＋＋の強い抑制活性が，また＋以上の抑制活性が期待できる種類は全体の27％に達し，少なくとも4種に1種という予想以上に多くの食用植物に発がんプロモーション抑制効果が期待できることが明らかにされた。彼らはEBV-EA誘導抑制活性を示した食用植物について活性物質の単離を行い，アオジソからオレアノール酸を，またゴボウ，ショウガからそれぞれモッコラクトン，ジンジャロールを活性物質として同定した（図8）。図9はアオジソから得られたオレアノール酸についての発がん二段階実験の結果であるが，代表的プロモーターである12-O-テトラデカノイルホルボール-13-アセテート（TPA）を塗布する前にオレアノール酸（OA）を処理した群で腫瘍形成マウスの出現頻度の抑制，また平均腫瘍個数においても抑制のみられることがわかった。このようなプロモーション抑制活性は，そ

のほか，ゴボウ成分のモッコラクトン，野菜の黄色色素であるカロテン類，テルペン類，緑茶のエピガロカテキンガレート，ニンニクのアリキシン，あるいはワカメやコンブなどの海藻類にも認められている。また，ヤマイモの粘り成分中に非常に強い活性が認められ（岡部ら，1996），マウスを用いた動物実験でもその効果が認められている（Lin., et al. 2009）。その本体の1つがレクチンであり，レクチンは免疫活性化作用を有し，がん細胞の増殖を抑制する。

2 疫学調査と制がん効果を持つ食品成分

疫学的調査で，多くの野菜成分に制がん効果が報告されている。すなわち，芽キャベツ，キャベツ，カリフラワー，クレソンなどのアブラナ科の野菜，そしてホウレンソウ，ニンジンはさまざまながん，特に結腸がん，直腸がん，肺がんなどの死亡率を下げるといわれる。これは，それら緑色野菜のカロチノイド色素，グルコシノレイド，フラボノイド，イノシトール，インドール類のためと考えられている。特にホウレンソウなどのβ-カロテンはある種のがんのプロモーションを抑えること，さらに，最も強力な発がん物質の1つであるニ

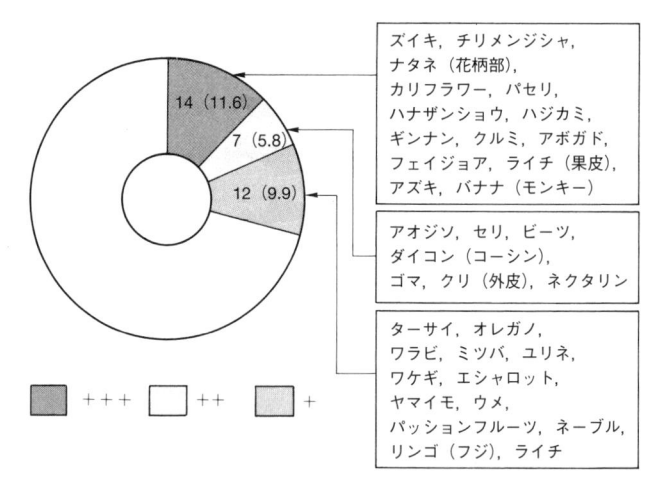

図7 食用植物抽出物のEBV-EA誘導抑制活性

抑制活性は式：100×(TPA％－EXT％)/TPA％により求めた。ただし，TPA％：プロモーターTPA（40 mg/ml）のみによるラジ細胞のEBV-EA誘導細胞率，EXT％：食用植物メタノール抽出物（200μg）を加えた時のEBV-EA誘導細胞率。この値が70以上，50以上70未満，30以上50未満をそれぞれ＋＋＋，＋＋，＋で表わした

小清水（1991）

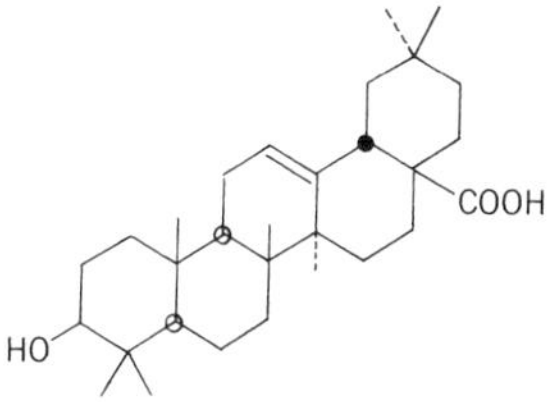

オレアノール酸
(アオジソ)

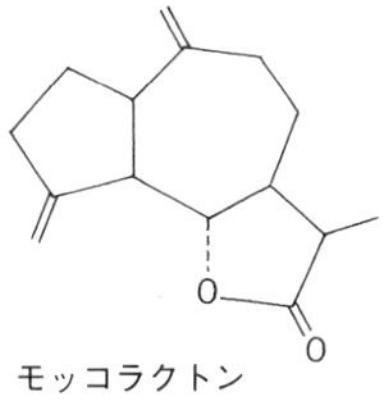

モッコラクトン
(ゴボウ)

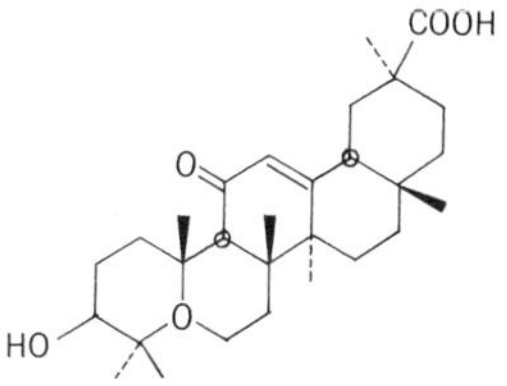

グリチルリチン酸
(カンゾウ)

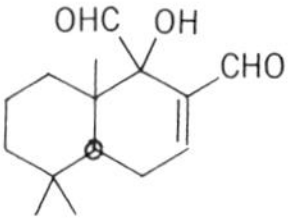

ワルブルガナール
(タデ)

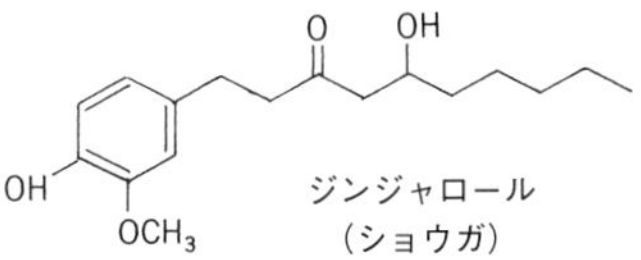

ジンジャロール
(ショウガ)

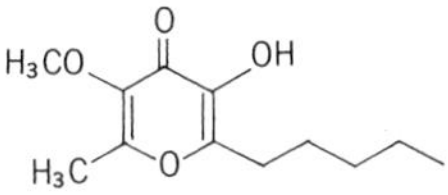

アリキシン
(ニンニク)

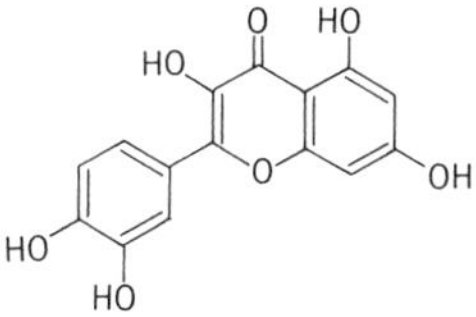

ケルセチン

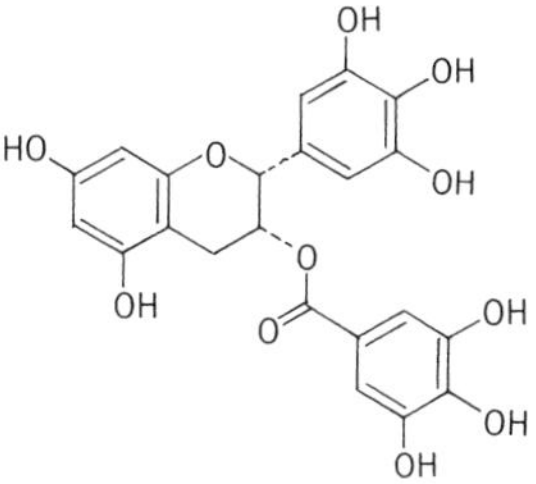

(−)-エピガロカテキンガレート

図8 構造式

トロソアミンの生成をホウレンソウが抑えることが確認されている。また，黄色野菜および柑橘類の消費される地域で膵臓疾患，胃がんなどによる死亡率が低いこと，またカボチャが食道，胃，膀胱，前立腺がんのリスクを下げるとい

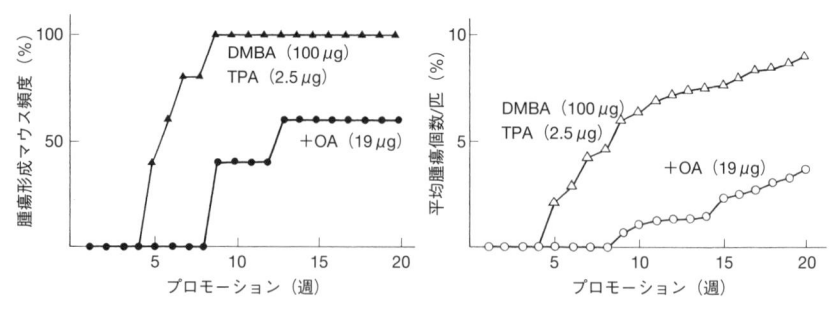

図9 マウス発がん2段階実験によるオレアノール酸（OA）のプロモーション抑制活性
ICRマウス（メス）背部皮膚 DMBA（100μg）を1回塗布し，1週間後 TPA（2.5μg）を週2回，同部位に連続塗布した群：腫瘍形成マウス％▲——▲：腫瘍個数/マウス△——△，TPA塗布1時間前に OA（19μg）処理した群：腫瘍形成マウス％●——●：腫瘍個数/マウス○——○ 小清水
(1991)

う報告もあり，ドイツではカボチャの種子が前立腺がん用に販売されている。
　また，コムギなどの食物繊維，タマネギとニンニク中の硫黄化合物に抗がん作用がある。穀類であるオート，コメ（ぬか），そしてジャガイモ，サツマイモなどにはかなり強力な酵素阻害物質（トリプシンインヒビター）が含まれ疫学的にも各種腸がんのリスクを下げ，また実験的にも抗ウイルス作用が認めら

ヤマイモ類

　「神農本草経」（中国最古の薬物学書）には，「脾胃の傷れたるを主り虚弱を補い，寒熱の邪気を除き，気力を益し，肌肉を丈夫にする」とある。つまり，滋養強壮，消化促進，下痢止め，気力つけ，肌を潤すといった効果が示されている。
　また，あの"ヌルヌル"にオクラや納豆と同じような強壮効果も信じられており，漢方薬でもヤマイモを乾燥させたものが「山薬」として，強精強壮剤（八味丸）の原料になっている。
　さらに，最近は魚や肉の焦げの中に含まれるということで有名になった変異原物質「Trp-P2」の発がんに対する強い阻害活性が報告され注目されている（日本食品科工誌，1996）。
　アメリカでは，凍結乾燥させた粉末が「TARO Brand. Hawai, USA」という名称で入手可能となっている。これでハワイの伝統的主食であるポイ（Poi）を作ったり，ハンバーグのベースにも利用されている。

れている。

そのほか,お茶(エピガロカテキンガレート),味噌汁,ナスのジュースに強い抗突然変異活性があり,発がん抑制に効果があるとされるが,有効成分の明らかでないものが多い。

3 キノコ類

日本や中国,あるいは英語圏の一部の国でもキノコ類は一種の霊薬(不老長

植物性食品による腫瘍壊死因子の誘導

疾病からの回復や予防に食物の影響が大きいことは経験的によく知られているが,最近野菜が生体の免疫機能に大きく影響することが証明されている。例えば,図10は各種の野菜汁の浸透圧とpHを調節した後,それらをマウスに静脈内投与すると,血液中に腫瘍壊死因子(TNF)活性の高まることを示している。特に,キャベツ,ニンジン,ホウレンソウなどの活性がTNF誘導能が高く,その効果は静脈内投与だけでなく経口投与によっても起こる。一方,ピーマンに活性はなく,シソではむしろマクロファージから細菌の感染により誘導されるTNF産生を抑制する効果のあることがわかっている。(山崎,1992)

すなわち,植物性食品には一次機能としての栄養素だけではなく,食細胞を中心とする生体防御機構を保持するのに必要な成分も含まれているのである。

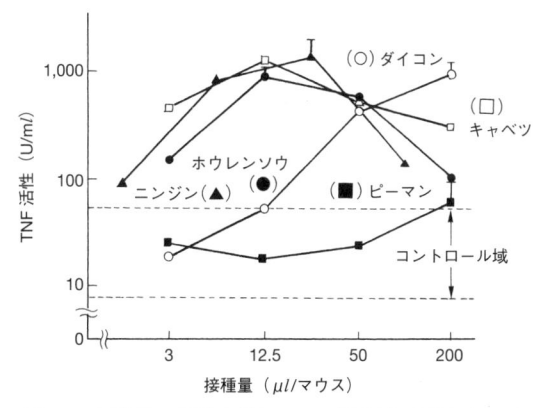

図10 野菜汁の静脈内投与による腫瘍壊死因子(TNF)
Yamazaki (1992)

生薬）として珍重されてきた。特に，サルノコシカケは，日本には80種類ほど知られているが，そのうち約15種類（マンネンタケ，カワラタケ，メシマコブ，マスタケ，マツボト，ライガンキン，マイタケ，チョレイマイタケ，キコブタケ，ベッコウタケ，ツリカメタケ，エブリコ，カイガラタケ，コフキ，およびツガサルノコシカケ）が，古くから胃がん，食道がん，乳がん，前立腺がんなどに効く和漢薬，民間薬として伝承的に使用されてきた（表13）。

表14は，マンネンタケより各種方法で抽出した多糖類を Sarcoma 180/マウスの移植がんに対して腹腔内投与したときの強い抑制効果を示す。同様の効果はシイタケから得られた多糖類であるレンチナンにもあり，一般にキノコ類のβ-D-グルカンはリンパ球表層や特定の血清タンパクと結合して，マクロファージ，T細胞，NK細胞の活性化や抗体産成の誘導と促進など，宿主の免疫応答系に何らかの影響を与えるものと推定されている（図11）。

4 乳酸菌による発がん予防

腸内フローラの構成菌，特に乳酸桿菌のラクトバチルスカゼイなどに強い抗がん作用が認められている（表15）。有効成分はいまだよくわかっていないが，作用機作としては，第一にカゼイによるマクロファージおよびナチュラルキラー細胞のがん細胞傷害活性の増強，第二にカゼイによるマクロファージのインターロイキンI産生誘導に始まる一連のTリンパ球の活性化による特異的免疫反応の増強といった宿主を介する間接的作用が考えられている。

こうした抗腫瘍あるいは免疫賦活作用はビフィズス菌にも認められており，この場合は抗体産生の高まりとともに，菌体成分であるペプチドグルカンを経口投与することによっても，例えばブタ腸管粘膜中の IgA 抗体産生細胞が増加することなどが確かめられている。図12は肝がんのモデル実験であり，C3C/He マウスは無菌状態で飼育すると30％，通常状態で75％に生後12か月で肝がんが発生するが，その無菌マウスに各種腸内細菌を定着させた場合，肝がんの発生率が大きく変化することを示している。

5 そのほか

制がん効果の報告されているそのほか代表的なものを以下列記する。

β-カロテン，ビタミンC，γ-リノレン酸，エイコサペンタエン酸（別項参照）。

悪性新生物（がん） 33

表13 本邦産のサルノコシカケ科担子菌類の成分と薬効

No.	和名（部位）	学名	和漢薬名	研究された成分	薬物
1	エブリコ（子実体）	Fomitopsis offcinalis		Agaritinic acid Eburicoic acid Agaricol, Methylamine Trimethylamine Cetyl alcohol, Phytosterol	制がん，健胃，制汗，便通，利尿
2	カイガラタケ（子実体）	Lenzites betulina	樺褶孔（カシュウコウ）	多糖	抗腫瘍，腰痛，手足の麻痺
3	カワラタケ（子実体，菌糸体）	Coriolus versicolor		多糖タンパク（PS-K）多糖（Coriolan）	抗腫瘍，乳がん，消化器がん，肺がん
4	キコブタケ（子実体）	Phellinus rgniarius			制がん，止血，下痢，喀血，解毒，吐き気，整腸
5	コフキサルノコシカケフキタケ（子実体，菌糸体）	Ganoderma applanatum (Elfvingia applanata)	梅寄生（バイキセイ）樹舌（ジュゼツ）	Ergosterol, Ubiquinone 5,6-Dihydroergosterol α-Glucan, β-Glucan Heterogalactan, Heteromannan Mannitol, Trehalose	止血，健胃，中風，抗腫瘍，胃がん，心臓病，腎臓病，脳卒中
6	セミタケ（子実体）	Cordyceps sobolifera	蝉花，蝉茸		解熱，消炎
7	チョレイマイタケ（菌核）	Grifola umbellata (Polyporus umbellatus)	猪苓（チョレイ）家零（シレイ）	Ergosterol, Biotin 2-Hydroxytetracosnoic acid β-Glucan, α-Glucan	解熱，治淋，利尿，腎炎，止渇，浮腫，抗腫瘍
8	ツガサルノコシカケ（子実体）	Fomitopsis pinicola	胡孫眠（コソンミン）	Mannitol, Trehalose α-Glucan, β-Glucan Heterogalactan	解熱，心臓病，抗腫瘍，肺がん，コレステロール排出
9	ツリガネタケホクチタケ（子実体）	Fomes fomentarius	胡孫眠	Agaritinic acid Agariolesin	解熱，眼病，腹痛，利尿，便秘，風邪，肺結核
10	ベッコウタケ（子実体）	Fomitopsis semilaccata			制がん

表13（続き）

No.	和名（部位）	学　名	和漢薬名	研究された成分	薬　物
11	マイタケ（子実体，子座）	*Grifola frondosa*	舞茸	Ergosterol Mannitol, Trehalose	抗菌，利尿，強壮，制がん，貧血，鎮静，肺結核
	シロマイタケ	*Grifola albicans*	白舞茸	α-Glucan, β-Glucan	
	トンビマイタケ	*Grifola gigantea*			
12	マスタケアイカワタケ（子実体）	*Laetiporus sulphureus*		Ergosterol Mannitol, Trehalose	制がん，乳がん，前立腺がん，強壮
13	マツホドマツノホヤ（菌核）	*Poria cocos*	茯苓（ブクリョウ）	Pachyman, Ergo sterol Eburicoic acid Pachymic acid, Tumulosic acid 3β-Hydroxylanosta-7, 9 (11), 24-trien-21-oic acid	鎮静，利尿，抗腫瘍
14	マンネンタケ（子実体）	*Ganoderma lucidum*	霊芝*（レイシ）	Ergosterol, Coumarin Mannitol, Trehalose α-Glucan, β-Glucan	強壮，気管支炎，鎮静，高血圧，制がん，胃潰瘍，強心，利尿，
	マゴジャクシ	*Ganoderma neojaponicum*	紫芝，木芝	Heterogalactan	関節炎
	シママンネンタケ	*Ganoderma boninense*		Alkaloides, Organic acids	
15	メシマコブ（子実体）	*Phellinus yucatensis*		多糖	抗腫瘍，健胃，解毒，下痢，整腸
16	ライガンキン（菌核）	*Polyporus mylittae*	雷丸（ライガン）	Proteolytic enzymes	駆虫

＊明の李時珍著『本草綱目』（1590年）では，霊芝を青（龍）芝，赤（丹，紅）芝，黄（金）芝，白（玉，素）芝，黒（玄，木）芝，紫（木）芝などに分けて，それぞれの薬効が記載されている。

▶クレスチン　担子菌類であるサルノコシカケ，カワラダケの菌糸体より抽出したタンパク結合多糖体で，構成アミノ酸はグルタミン酸，アスパラギン酸，ロイシン，構成糖はグルコースが主体である。担がん状態で低下する免疫機能を回復させ，特に消化器がんの治療薬として用いられる。

▶レンチナン　シイタケの子実体より熱抽出された多糖体の一種で，主成分は

表14 霊芝多糖の制がん活性

多糖画分		名　　称	収率 (%対子 実体)	MW ×10⁻⁴	i.p. 投与量 (mg/kg ×回数)	Sarcoma 180/JCL マウス		
						抑制率 (%)	完全退縮 (T/C)	ID₅₀ (mg/kg)
水溶性	FI-1aβ	β-グルカン	0.002	100	50×1	100	5/5	2.8
	FA-1aβ	グルクロノ-β-グルカン	0.005	35～45	40×1	100	5/5	22.2
水不溶性	FⅡ-1	ヘテロ-β-グルカン	0.4	1～3	100×1	100	5/5	8.3
	FⅢ-1a, b	キシロ-β-グルカン	8.6	200	100×1	85	4/5	6.5
	FⅢ-2a, b	キシロマンノ-β-グルカン	0.8	200	100×1	100	5/5	6.7
	FⅢ-3a	マンノ-β-グルカン	0.4	3～6	100×1	100	5/5	12.8

水野 (1985)

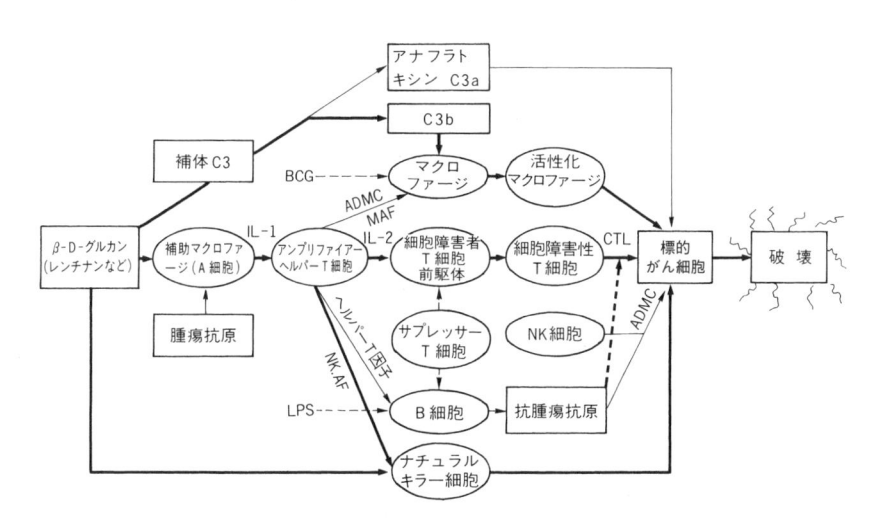

図11　β-D-グルカン投与による宿主のがん免疫応答
Chihara (1982)

β-1,3-glucan で分子量は約100万である。免疫賦活効果があり，血友病やエイズの治療のほか，広く感染に弱い体質を改善したり，生体の抵抗力を高める食品として期待されている。

▶LEM　シイタケの菌糸体から抽出される多糖体とポリペプチドから構成される褐色の乾燥体である。免疫賦活剤として，薬用および健康食品用にも販売されているが，将来B型肝炎や肝臓がんに対する効果が期待されている。

表15 乳酸桿菌のSarcoma 180に対する抗腫瘍効果

菌　種　名	菌株番号	腫瘍阻止率(%)
ラクトバチルス　カゼイ	YIT 9018	82.7
ラクトバチルス　カゼイ	YIT 0078	79.4
ラクトバチルス　カゼイ	YIT 0105	57.9
ラクトバチルス　カゼイ	YIT 0151	59.5
ラクトバチルス　カゼイ	YIT 0123	72.7
ラクトバチルス　アシドフィルス	YIT 0075	72.1
ラクトバチルス　アシドフィルス	YIT 0163	18.3
ラクトバチルス　アシドフィルス	YIT 0168	43.5
ラクトバチルス　ファーメンタム	YIT 0082	14.9
ラクトバチルス　ファーメンタム	YIT 0159	-10.2
ラクトバチルス　サリバリウス	YIT 0104	40.9
ラクトバチルス　サリバリウス	YIT 0155	19.7
ラクトバチルス　サリバリウス	YIT 0089	21.5
ラクトバチルス　サリバリウス	YIT 0153	63.7
ラクトガチルス　プランタルム	YIT 0102	-17.2
ラクトバチルス　プランタルム	YIT 0158	48.4
ラクトバチルス　ブルガリカス	YIT 0046	64.7
ラクトバチルス　ユーグルティ	YIT 0085	17.7
ラクトバチルス　ヘルペティカス	YIT 0083	29.0
ラクトバチルス　ラクチス	YIT 0086	-12.8
ラクトバチルス　ライヒマニ	YIT 0087	28.4
ラクトバチルス　デルプルエキ	YIT 0080	47.9
ラクトバチルス　ブレビス	YIT 0076	5.3
ラクトバチルス　イエンセニ	YIT 0084	38.4
ラクトバチルス　ブフネリ	YIT 0077	30.5

横倉ら（1984）

▶ソニフィラン　スエヒロタケの菌糸体培養濾液中に産生される分子量約45万の単純グルカンの一種。子宮頸がんにおける放射線療法の増強剤として注射用にも用いられている。実験的には繊維肉腫，肝がん，膀胱がん，メラノーマ，白血病にも有効とされている。

▶キチン，キトサン（第Ⅲ編，表5参照）　蟹殻，蛯殻，昆虫の甲殻中およびキノコや糸状菌の細胞壁中に含まれる天然高分子多糖類。キチンの構成成分は β-N-acetyl-D-glucosamin で，キトサンはその脱アセチル化合物。血中コレステロールの低下や制酸，う歯予防作用のほか，細胞免疫賦活および抗がん作用がある。

▶エラグ酸　ユーカリの葉，クロクルミの果皮，ヒシの実，ゲンノショウコの茎および葉に含まれるアミノ酸で天然抗酸化物の1つでもある。多芳香環系

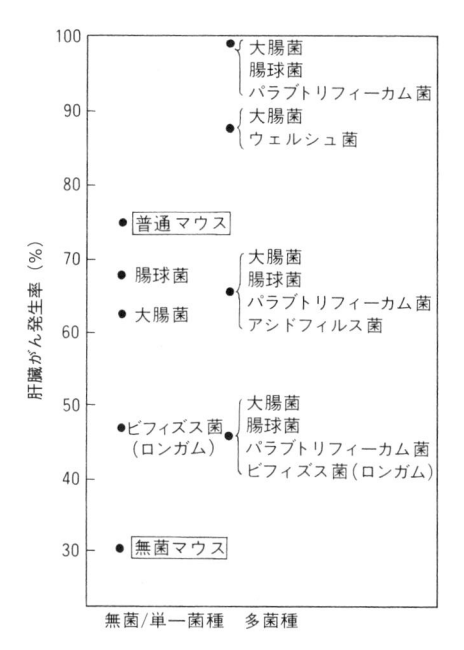

図12 無菌マウス(C3H-He)に各種腸内細菌を定着させたときの肝臓がん発生率の違い
水谷(1985)

発がん物質に対する阻害作用がある。
▶セサミノール 胡麻の種子中に含まれているリグナン系フェノール様物質で天然抗酸化物の1つである。

がんの食事療法

　がんの食事療法で有名なMax Gerson博士の治療法を紹介する(1986)。おもしろいことに、この方法は米国では医療制度上承認できないため、国境から1マイルのメキシコの病院で続けられており、その療法に興味を抱く患者に情報と照会サービスを提供している。
　その一種の養生法とは、本質的に野菜エキス食事療法である。酸性ペプシン、カリウム、ルゴール液ナイアシン、パンクレアチン、甲状腺の抽出物などの服用もするが、中心となるのは1日10回、果物と野菜を押し潰して作った8オンスのジュース(作りたて)を正確に1時間おきに飲むことである。また、コーヒーが重要視されており、4時間おきに浣腸の状態で与えられる。

▶ スクワレン　深海鮫，特に阿伊鮫の肝臓中に含まれる不飽和炭化水素。抗潰瘍作用，抗真菌作用のほか，抗腫瘍作用がある。また，火傷や手術時のケロイド発生の防止作用や胃潰瘍，十二指腸潰瘍，高血圧，低血圧，神経痛，二日酔い，肩こりにも効果があるともいわれるが，いまだ医学的に立証はされていない。

▶ 甘草成分　豆科植物の甘草の根に含まれる多糖類グリチルリチンには抗炎症，抗アレルギー，肝障害回復，鎮咳，種々の解毒作用のほか，抗ウイルスおよびインターフェロン誘起作用がある。

▶ ヒトエグサ　「海苔の佃煮」の原料とされている緑藻のアオキ科に属する植物である。抗腫瘍活性はスルホン酸多糖類の一種フコイダンにあると推定されている。

▶ クマザサ抽出物　クマザサの葉から加熱アルカリ溶液で抽出された五炭糖をベースとした多糖類で，エールリッヒカルシノーマおよびサルコーマ180の

東洋の神秘 "みそ"

　　　　日本食の定番 "みそ汁" であるが，一説によるとその一杯の中には，ねずみ1匹を殺してしまうくらいの毒を作り出す微生物がおり，同時にその毒を完全に中和する以上の解毒物が含まれるという。

　　　　国立がんセンターの平山博士が「みそ汁を飲む患者は胃がんに罹る率が低い」と報告した研究は有名である（Nutr. Cancer, 1982）。また，みそが大豆から作られる過程で，微生物によってできるある種の脂肪酸エステルが，魚や肉の焦げ（Trp-1）やベンツピレンなどのが持つ発がん作用を不活性化するという報告もある。

　　　　チェルノブイリ事故の時「Nagasaki 1945」という本が再度有名になった。この本は，長崎原爆投下後，医師として患者を診てきた秋月氏が1966年に書き下ろした「長崎原爆記―被爆医師の証言」の翻訳本である。その中に，「味噌蔵にこもって毎日味噌を食べていた人が，後遺症もなく助かった」という記述があり，このような放射能除去効果が外国で有名になり，当時，欧州の国々で味噌の輸入量を大幅に増やしたという。

　　　　みそには単なる栄養価では説明できない神秘の力があるようだ。

結節腫瘍に対して強い制がん作用をもつ。副作用が少なく，がんのほか，肝疾患，胃腸障害の予防目的の食品として期待される。

▶ローヤルゼリー　働き蜂の分泌液で女王蜂の育成食。主成分は各種アミノ酸，オリゴ糖，パントテン酸，ヒドロキシデセン酸などである。広く老化防止機能を持ち，更年期障害を中心に幼児の夜尿症のほか，機能性食品としては，活性の低下を防止するためサイクロデキストリンを用いて包摂され，ドリンク剤を主体として需要が期待されている。

▶ビフィズス菌　腸内における栄養成分の合成と吸収性を高め腸内腐敗細菌の増殖を抑制し，有害物質の生成を防止し病原微生物の増殖抑制による下痢の予防と腸管の蠕動運動を更新させ，便秘を予防改善するほか，高血圧，高コレステロール抑制，免疫賦活作用も研究されている。

▶ダイズサポニン　配糖体の一種で，同族体としてⅠ，Ⅱ，Ⅲ，A_1，A　があり，ウイルス性がんのほか，血栓症，肝障害，動脈硬化，異常肥満の予防からエイズウイルス増殖抑制にも期待されている。

▶食物繊維　ポリデキストロースが便の量を増やし，大腸内での通過時間を早め，発がん物質が発生するのを防ぐ。

▶イソマルトオリゴ糖　蜂蜜の構成糖分の1つであり，コーンスターチやデンプンより工業的につくられる。腸内のビフィズス菌で特異的に資化されるため，腐敗を防止し，下痢や便秘の治療のみならずがんや老化抑制に効果がある。

β-カロテン

　NCI（米国立癌研究所）は，毎日6mgのβ-カロテンが，緑黄色野菜から摂取できるよう推奨している。少しまぎらわしい内容であるが，この内容を宣伝文句として1992年頃から各社よりβ-カロテン含有健康食品が売り出されている。β-カロテンは1831年，Wackenroderによりニンジンより単離された物質で，果物類の中の赤，黄，緑などの有色素体として存在するが，これは抗突然変異剤，化学発がん抑制剤，免疫促進剤の1つでもあり，そのほか，抗酸化，免疫能の高揚作用などがあるとされる。またβ-カロテンはプロビタミンA効果を持つことから，必須栄養素であるビタミンAを合成できない動物では安全な必須のビタミン源である（末木，1992）。

表16 β-カロテン含有飲料

商品名 (メーカー)	内容量	β-カロテン の成分表示	原材料などの表示内容	含有量の 実測値
まるごと2本しぼったCarrot (伊藤園)	160 g 缶入り	3.8 mg (天然)	ニンジン, レモン果汁。天然の原料を使用しているため含有量が多少変動することがある	3.7 mg
Carrot 100 (カゴメ)	160 g 缶入り	なし	ニンジン, レモン果汁。新鮮なニンジン2本分	5.4 mg
健康道場 緑黄野菜・人参 (サンスター)	160 g 缶入り	6 mg (天然)	ニンジン, 乳酸発酵野菜汁 (ニンジン, ホウレンソウ, ピーマン, キャベツ), セロリ, レモン。野菜繊維質27% (容量比)	5.1 mg
人参ジュース (ゴールドパック)	195 g 缶入り	なし	ニンジン, レモン	7.0 mg
キャンベルゴールデンV8野菜ジュース (サントリー)	195 g 缶入り	約5.7 mg (天然)	1日分のβ-カロテン。従来のトマトより約10倍のβ-カロテンを含むゴールデントマトと7種類の緑黄色野菜	5.0 mg
CARROT&FRUITS (明治屋)	150 g ビン入り	3 mg	リンゴ, バレンシアオレンジ, レモン混合果汁。ニンジン, パーム油カロテン, ビタミンC	2.9 mg
よくばりオレンジ (アサヒビール)	250 g ビン入り	6 mg	バレンシアオレンジ。ビタミンC (250 g), ビタミンE (10 mg) 含有	6.0 mg
ベジータベータカロテン (日本コカ・コーラ)	300 mL ビン入り	7.5 mg	果糖ブドウ糖液糖, 果汁, 酸味料, 香料, ビタミンC, β-カロテン, ビタミンE	8.1 mg
ファイブミニプラス (大塚製薬)	100 mL ビン入り	3 mg	糖類, ポリデキストロース, 果汁, 酸味料, ビタミンC, β-カロテン, ビタミンE, ステビア, 香料, 食物繊維5 g	3.0 mg
フルーツ&ベジタブル三果九菜 (アサヒビール)	200 mL 紙パック	なし	リンゴなど3種類の果汁, ニンジンなど9種類の野菜, 香料。自然のβ-カロテン, ビタミンB群, C。	1.2 mg

＊製造から1年以内で賞味期限内の商品を選んで検査した。検査方法は高速液体クロマトグラフィーによる。

日経 (1994)

▶ニンジン (別項参照)

■参考文献

・Berebblum, I. : "Carcinogenesis", pp.1-10, Raven Press (1978)

- 小清水弘一：からだの科学，160，70（1991）
- 岡部洋子ら：日本食品科工誌，43，36（1996）
- Lin, P. L., et al. : *J. Agric. Food Chem*, 10, 460（2009）
- Yamazaki, M. et al. : *Biosci. Biotech. Biochem.* 56, 149（1992）
- Gerson, M. : A Cancer Theraphy（Gerson Institute California）（1986）
- 末木一夫：食品と開発，27，12（1992）
- 日経編集部：日経トレンディ，84，67（1994）
- 水野　卓：化学と生物，21，473（1983）
- 水野　卓：化学と生物，23，797（1985）
- Chihara, G. : *J. Immunol. Immunopharmacol.*, 2, 93（1982）
- 尾崎　洋，手嶋　久：現代化学，2月号（1987）
- シーエムシー編集部：機能性食品新素材，CMC（1990）
- 「大学と科学」公開シンポジウム組織委員会編：食品のもつ生体調節機能，KUBA PRO（1992）

身の回りの発がん物質

「肉や魚の焦げを食べるとがんになる」という話を聞いたことがあると思う。これは，肉や魚に含まれるアミノ酸が加熱分解によってヘテロサイクリックアミン（HCA）が生成されることによる。HCAは，1970年代に遺伝子に傷を付ける強力な変異原物質であることが明らかになり，単離同定されたものの中には，動物実験において，肝臓，前胃，大腸，小腸，乳腺，膵臓，膀胱など多くの部位にがんを発生させることが確認されている（ただし，我々が日常的に摂取する量での発がんリスクは少ないと考えられる）。

また，食品に含まれるアミノ酸の一種であるアスパラギンと還元糖が，調理・加工の際に高温で加熱されることにより生成するアクリルアミドがある。アクリルアミドは，ポテトチップスを始め，シリアルやパン，コーヒーなど，日常口にする食品に含まれる（表参照）。2002年4月24日，スウェーデン国立食品局（NFA）とストックホルム大学との共同研究により，動物実験においてアクリルアミドの発がん性を指摘され，2010年には，FAO/WHO合同食品添加物専門家会議（JECFA）が，アクリルアミドについて，実験動物において発がん要因となりうる証拠があると判断した。この研究発表の後，イギリス，ノルウェー，スイス，アメリカなどからも同様の結果が報告され，食品中のアクリルアミド生成の事実は確実なものとなり，人体への健康影響については，摂取量が多いほど発がんリスクが高まることが示され（Hogervorst, J. G., et al, Cancer Epidemibl. Biomarkers Prev., 2007），国際がん研究機関（IARC）では，アクリルアミドを「ヒトに対しておそらく発がん性がある物質（グループ2A）」に分類した。また，諸外国では，JECFAの評価を踏まえアクリルアミド低減に務めている。

表　食品中のアクリルアミドの濃度（最大値〜最小値，μg/kg）

食品名	海外5カ国*	日本
ポテトチップス	170〜2,287	467〜3,544
フレンチフライ	<50〜3,500	512〜784
ビスケット，クラッカー	<30〜3,200	53〜302
朝食用シリアル	<30〜1,346	113〜122
食パン，ロールパン	<30〜162	<9〜<30
チョコレートパウダー	<50〜100	104〜141
コーヒーパウダー	170〜230	151〜231
ビール	<30	<3

*FAO/WHO専門家会合報告書にある海外5カ国（ノルウェー，スウェーデン，スイス，英国，米国）の結果

血栓症

　最近の日本人の死亡原因をみると，1位が「悪性新生物（がん）」，2位が「心疾患」3位が「脳血管疾患」となっている。その内訳を見てみると，2位の「心疾患」のうち約4割は「心筋梗塞」が，3位の「脳血管疾患」のうち約6割は脳血栓症が死亡原因となっており，「血栓による病気」が死亡原因の事実上の1位ということになる。

　血栓（フィブリン）は，血管壁が何らかの原因で損傷し，出血が起きると，止血するために血小板が損傷部位に集まり，粘着・凝集することで形成される。血栓が形成されると出血が止まる（凝固系）が，失血完了後，損傷した組織の修復が終わると，血流を再会するための機構が働く。つまり，止血のために形成された血栓は，プラスミノーゲンアクチベーター（ウロキナーゼ，t-PA）がプラスミノーゲン（不活性型）をプラスミンに活性化し，血栓を溶解する（線溶系）ことで血流が再開される。体内では凝固-線溶系が保たれており，このバランスが崩れると様々な疾病を引き起こす。

　例えば，血栓が心臓で起こると心筋梗塞や狭心症，脳で起こると脳梗塞，肺で起こると肺塞栓などになる。

　また，ロングフライト症候群と呼ばれる静脈血栓塞栓症も下肢静脈血栓症と肺血栓塞栓症の合併症である血栓症の1つである。原因は，長時間同じ体勢でいることにより，血流が悪くなり，赤血球の細胞膜中にある酵素（エラスターゼ）が引き金となって血液凝固因子が働き出す。その結果，足の静脈に血栓ができ，それが肺に流れ込んで血液が詰まるというものである。呼吸困難や腹痛を引き起こし，最悪死に至ってしまう可能性もある恐ろしい病気である。

　以上，血栓症といわれるものは一般に太い血管のつまったものをさすが，脳の細い血管が徐々につまり障害を起こす認知症もその1つであり社会的に大きな問題となっている。日本人の場合，認知症の半数はこのタイプであるといわれている（アルツハイマータイプも増えている）。

1 血栓形成抑制

　血液の凝固には血小板が深く関与する。すなわち，血管壁がいたんで表面に露出されるコラーゲンやほかの血小板の活性化で血液中に放出される ADP の刺激を受けると粘着性を増し，お互いが凝集し，また血液凝固系の因子と関係して止血，血栓形成の主役をなす。

▶高度不飽和脂肪酸

　血小板機能に影響する食品成分として一般に最もよく知られているものが高度不飽和脂肪酸である。最初は魚をよく食べるエスキモー人がデンマーク人に比べて心臓病が少ないという疫学的調査の結果から発見されたものである。魚油には，n-3系脂肪酸の EPA（エイコサペンタエン酸）や DHA（ドコサヘキサエン酸）が豊富に含まれており，それらの有効作用によるものであることが明らかにされた。

　高度不飽和脂肪酸は，体内で生理活性物質（エイコサノイド）の原料となる。生理活性物質には，プロスタグランジン（PG），ロイコトリエン（LT），トロンボキサン（TX），リポキシン（LX）などがあり，アラキドン酸（n-6系）に由来するものと，EPA（n-3系）に由来するものがある（図13）。血栓症との関係について EPA はアラキドン酸が血小板におけるトロンボキサン TXA_2

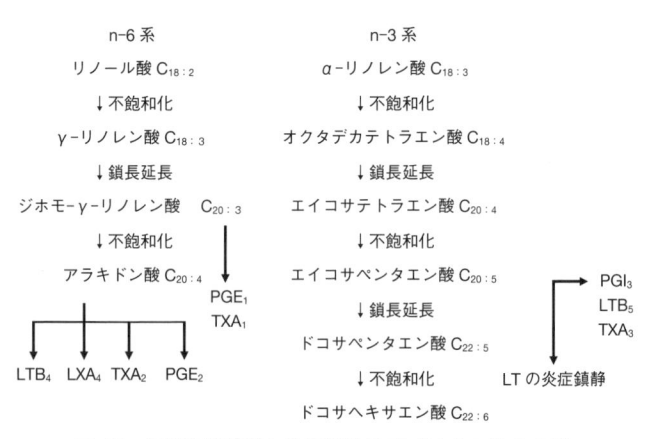

n-6系　　　　　　　　　　n-3系
リノール酸 $C_{18:2}$　　　　α-リノレン酸 $C_{18:3}$
↓不飽和化　　　　　　　　↓不飽和化
γ-リノレン酸 $C_{18:3}$　　　オクタデカテトラエン酸 $C_{18:4}$
↓鎖長延長　　　　　　　　↓鎖長延長
ジホモ-γ-リノレン酸 $C_{20:3}$　エイコサテトラエン酸 $C_{20:4}$
↓不飽和化　　　　　　　　↓不飽和化
アラキドン酸 $C_{20:4}$　　　エイコサペンタエン酸 $C_{20:5}$ → PGI_3, LTB_5, TXA_3
　→ PGE_1, TXA_1　　　↓鎖長延長
　→ LTB_4, LXA_4, TXA_2, PGE_2　ドコサペンタエン酸 $C_{22:5}$　LT の炎症鎮静
　　　　　　　　　　　　　↓不飽和化
　　　　　　　　　　　　　ドコサヘキサエン酸 $C_{22:6}$

図13　不飽和脂肪酸と生理活性物質（エイコサノイド）
PG：プロスタグランジン　LT：ロイコトリエン　LX：リポキシン
TX：トロンボキサン

の生合成を抑制すると考えられている。TXA_2 は血液凝固促進作用を，一方血管壁で生合成されるプロスタグランジン（PGI_2）は抗凝固作用を持つが，EPA から血小板で生合成される TXA_3 は凝固促進作用を持たず，また血管壁で生合成される PGI_3 は抗凝固作用を持つ。このように n-3 系脂肪酸由来のエイコサノイドと n-6 系脂肪酸由来のエイコサノイドは，拮抗することで炎症を抑制すると考えられてきた。しかし，近年新たに n-3 系脂肪酸から代謝される抗炎症性代謝物（レゾルビン，プロテクチン）が同定され，その生理機能が注目されている（有田誠，2010）。

▶野　菜

アスピリンやインドメタシンなどの薬剤と同様にシクロオキシゲナーゼを阻

脳卒中

　突然起こり，治療により回復しても半身不随，言語障害，知能低下などが残ることの多い，民間ではかつて中風として恐れられていた病気であるが，脳卒中，脳梗塞，クモ膜下出血の 3 種類に分けられる。

　脳出血…高血圧のため細動脈硬化が起こり，多数の微小動脈瘤ができ，それが破裂する。1 個の小動脈瘤が破裂しても小さな出血で大したことはないが，多数の小動脈瘤が同時にあるいは相次いで破裂し，大出血となることが少なくない。したがって，高血圧を治療予防しておけば起こらない。

　脳梗塞…脳の動脈が塞がって血液の流れがさえぎられ，その流域の脳実質が壊死に陥り起こる。それは，普通粥状硬化によって脳動脈の血管内膜が狭くなり，そこに血栓ができるためである。また，時には心臓のなかで血液が固まって，それが流れていって脳動脈にひっかかり内腔を閉塞する（塞栓という）こともある。

　なお，年齢と共に血管の粥状硬化が進む傾向があるため，高齢者には脳出血よりも脳梗塞の方が多い。粥状硬化は高血圧により促進されるため，脳梗塞も高血圧の人に多いのである。

　クモ膜下出血…脳底部の動脈に発生した動脈瘤が破裂したもので，したがって脳出血と違って脳の中ではなく，脳の表面に出血する。動脈瘤は動脈の壁が先天的に弱く作られた人にも起こり，クモ膜下出血は若い人，血圧の高くない人にも起こることがあるが，しかし，やはり中年以降の血圧の高い人に起こりやすい。また，血圧が低ければ破れる危険もそれだけ少ない。

表17　各種ネギ属植物の血小板凝集阻害活性

添加量μg	ラッキョウ	ニラ	ネギ	アサツキ	タマネギ	ニンニク
40	++ (100)	++ (100)	+ (89)	++ (100)	++ (100)	
20	− (0)	± (22)	+ (52)	+ (52)	± (41)	++ (100)
10						+ (57)

ヒト多血小板血漿 200μL, 凝集促進剤コラーゲン 0.32μg 使用, カッコ内数値は試料を添加しない場合の凝集に対する阻害率
　　　　　　　　　　　　　　　　　　　　　　　　　　　　　　　　　　　　川岸 (1991)

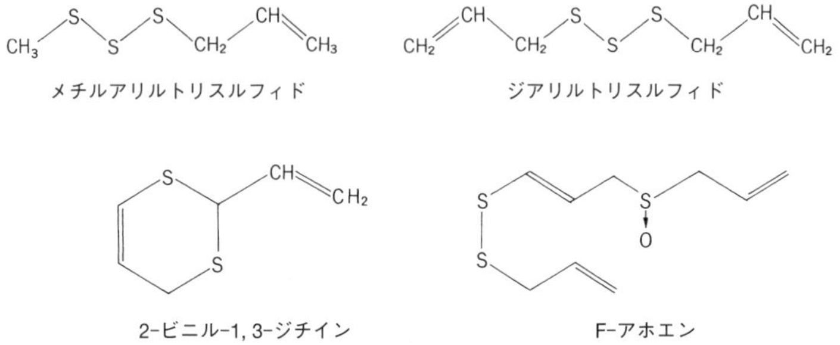

　　　　　　CH₃–S–S–S–CH₂–CH=CH₂　　　　　　CH₂=CH–CH₂–S–S–S–CH₂–CH=CH₂

　　　　　　メチルアリルトリスルフィド　　　　　　　　　ジアリルトリスルフィド

　　　　　　2-ビニル-1,3-ジチイン　　　　　　　　　　　F-アホエン

図14　ニンニクより見出された血小板凝集阻害物質
　　　　　　　　　　　　　　　　　　　　川岸 (1991)

害して血小板凝集を防ぐ抗血小板因子が，日常摂取される野菜や香辛料中にも広く存在することがわかっている。

　表17は，各種のネギ属植物を磨砕して得たジュースのクロロホルム抽出物をヒトの多血小板血漿 (200μL) に添加して，その凝集反応を見たものである (川岸, 1991)。数字は抽出物を加えない場合の凝集に対する阻害の割合 (%) を示す。ニンニク，アサツキ，タマネギなどが抽出物 20μg の添加でも効果的に血小板の凝集を抑制していることがわかる。

　では，血小板の凝集抑制に関与するのはどのような物質であろうか。まずニンニクについてその研究の流れをみてみることにする。最初に見い出された血小板凝集抑制物質は図14に示すメチルアリルトリスルフォイドであった。その後ニンニク抽出物について精力的な検索が進められ，ジアリルトリスルフィド，2-ビニル-3-ジチインおよびF-アホエンの3種類の活性物質が新たに発見された。これらはいずれも血小板での TXA_2 産生を抑え，凝集を阻害する (表18)。

表18 ニンニク成分の血小板業種阻害作用

凝集促進剤	メタノール抽出物	ジアリルトリスルフィド	2-ビニル-1,3-ジチイン	アホエン
ADP 10μM	35	250	200	50
エピネフィリン 10μM	30	220	200	37
コラーゲン 2μg/mL	20	200	175	30
アラキドン酸 1.1mM	40	160	100	23
トロンビン 0.1U/mL	60	280	250	70

数値は凝集を50%抑制する各物質の濃度 μg/mL を示す　　　　　　　　川岸（1991）

　キノコ類にも血小板凝集を抑える物質が含まれる。Hammerschmidt（1980）は彼の臨床経験から中華料理を食べた翌日に患者の血小板凝集能が低下し，血液の流れのよくなることを報告している。それはマッシュルーム，キクラゲなどのキノコ類に含まれるアデノシン，そのほかの未知低分子物質による。また，各種菌類のヒト多血小板凝集に対する影響を比較し，特にシメジ中にADP，コラーゲン凝集に対する強い抑制活性が認められている（須見ら，1999）。

▶香辛料

　最近，香辛料成分も血小板や白血球におけるアラキドン酸代謝の阻害剤として脚光を浴びるようになってきた。すなわち，前者では血小板の凝集阻害，そして後者では気管支喘息などの発症を誘導するロイコトリエンの生合成阻害である。香辛料の同一成分が多少活性の違いがあっても，この両方の阻害に関与するということから大変興味が持たれ，特にクローブ，オールスパイス，ナツ

過ぎたるは及ばざるが如し

　　テレビなどで「ナットウキナーゼが心筋梗塞，脳卒中に効果的」などと出ると，決まって舞い込んでくるのが「連れ合いに納豆ばかり食べさせているのだが大丈夫か」といった手紙や電話である。食品の機能性とはあくまでも栄養学的な面が全て整った後の話しである。また，こうした過剰摂取の問題と共に特殊な薬剤を使っている患者の場合の注意点も知らねばならない。例えば，ワーファリンを常用する人では，納豆をはじめ，ブロッコリー，ホウレンソウといったビタミンK含量の多い食品は禁忌である。いずれにせよ血栓関係の情報は，民間伝承的なものが多い割に科学的に解明されているものがあまりにも少ないのである。

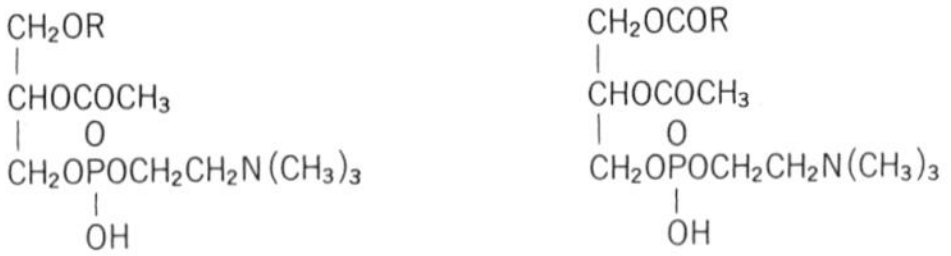

```
CH2OR                          CH2OCOR
|                              |
CHOCOCH3                       CHOCOCH3
|   O                          |   O
CH2OPOCH2CH2N(CH3)3            CH2OPOCH2CH2N(CH3)3
    |                              |
    OH                             OH
         PAF                          ホスファチジルコリン
```

図15　構造式

メグ，ショウガ，ウコン，シナモンなどの香辛料が研究対象となっている。同じような作用でも，ニンニクやタマネギと異なるのは，活性成分が植物そのものの中で生合成されるということである。そのほか，レモングラスの精油成分にも最近我が国の研究者によって血小板凝集抑制活性が確認されている。有効成分はシトラールで，cis 体が trans 体より効果が強いという。また，α-トコフェロールの酸化物（vitamin E quinone）にも血小板凝集抑制能が認められている。

▶血小板活性化因子 PAF

　細胞に情報を伝達する化学物質，いわゆるケミカルメディエーターには，ヒスタミンのようにすでに細胞内に保持されている performed mediator と，プロスタグランジン類のように細胞が刺激されて初めて生産される newly generated mediator とがあるが，PAF（platelet activiting factor）は後者の1つとして1972年に Beneviste らによりその存在が証明され，その化学構造は，アルキルエーテル型リン脂質の1分子種である 1-O-アルキル-2-アセチル-sn-ホスフォリルコリン（AGEPC）であることが判明した（Demopoulus, 1980）（図15）。その合成標品を用いて PAF の生理活性が検討され，血小板のレセプターに結合して血小板を活性化し，その凝集能を高めるばかりでなく，好中球や単球をも活性化してその機能を高め，平滑筋に作用して収縮を起こさせ，また強い血管透過性亢進作用を持っていることがわかった。このように PAF は，喘息，アレルギー，アナフィラキシーあるいはショックなどの炎症性疾患に深い係わり合いを持っているので，PAF の阻害剤が新薬開発の1つの目標になっている。ヨーロッパで現在最も期待されている PAF 阻害剤はイチョウ葉の抽出物で，その有効成分はテルペノイド類である（図16）。また，この薬剤は経口投与も可能で，臨床的に認知症にも有効とされ大きな市場が期

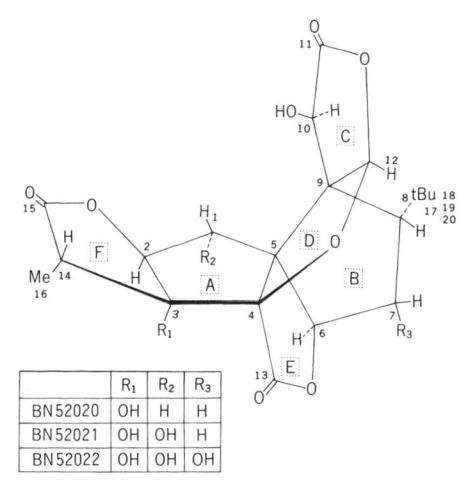

図16 イチョウ葉に含まれる PAF-inhibitor, ginkgolides

	R_1	R_2	R_3
BN52020	OH	H	H
BN52021	OH	OH	H
BN52022	OH	OH	OH

血のめぐり

「血液循環」には血管，特に動脈系の収縮，拡張具合と共に，中を流れる血球成分の性質が重要となってくる。昔からこの「血のめぐり」の善し悪しは私達の「五感」でよく知られているが，最近代表的な健康食品「くろ酢」（米の醸造酢）の効果についての，菊地（1993）の報告がある。彼は，33名のボランティアより採取した血液試料中にくろ酢を1/2,000量加え，彼の開発した特殊な毛細血管モデル（シリコン単結晶基板上に擬毛細血管を加工したもの）を通過する赤血球の時間を調べた。人体の血液量は約5Lであるので，これはくろ酢2.5 mLが吸収された場合に相当する。その結果，図17のように多くの人で赤血球の通過時間は，くろ酢の添加で短縮することがわかった。これは赤血球が液体に近い挙動をとれる「赤血球の変形能」があるためで，酢酸そのものを同量飲んだ場合にはまったく見られない変化である。

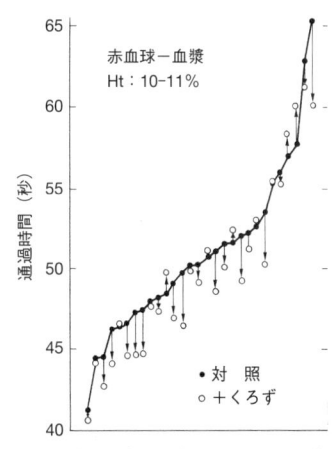

図17 毛細血管モデルでみたくろ酢添加後の赤血球変形能の変化

菊地（1993）

待されている。

▶そのほか

　タマネギは食べても血中の線溶亢進が引き起こされること，また漢方薬ではミル，ワカメなどの海藻類，そしてナマコ，貝類などの海洋生物（Sumi，1992）にも線溶関連活性が認められている。魚介類の中の特にカツオの塩辛（酒盗）に含まれる酵素は極めてユニークな耐塩性の高いもので，（約10% NaClの共存下でも強力な線溶活性を示す），活性分子当たりのフィブリン分解能はプラスミンの約2.6倍と，これまでに認められている最も強力な線溶酵素である。図18は，そのN末端配列（24残基）であるが，同じセリン系酵素であるトリプシンと約75%の相同性を示す（須見，1993）。

H_2N−Ile−Val−Gly−Gly−Tyr−Glu−Gln−Glx−Ala−His−Ser−Gln−Pro−His−Gln−Val−
Sel−Leu−Asn−Ser−Gly−Tyr−His−Phe−

図18　カツオ塩辛酵素のアミノ酸配列

　一方，線溶活性に対して抑制的に働く食品成分もある。古くから，認められているペクチン，尿酸などによる直接の線溶阻害（Nilssonら，1961），そして脂肪成分による間接的な血管内皮由来の線溶阻害物質（PAI）の誘導である（Padro，1990）。

　そのほか，フラクトース，マルトース，アラビノースなどの糖類の加熱によりかなり強力な抗線溶物質の産生が証明されている（Sumi，1993）。昔から「ナスのヘタの黒焼きが歯槽膿漏に効く」を代表として種々の"黒焼"が民間薬として用いられているが，そうした抗炎症作用の本体にあたるものかもしれない。

コーヒーか紅茶か

　イギリスのことわざに「1日5杯以上のコーヒーを飲むと心筋梗塞にかかる危険性は2倍に，また逆に紅茶を飲んでいる人は1/2になる」というのがある。事実，ボストン大学による276人の心筋梗塞患者と1,104人の健康人を対象にした疫学調査の結果とも一致している。

　しかし，コーヒーも紅茶も共にカフェイン量には大差がないので，そのほかの作用物質の存在が推測されている。このような嗜好品の研究は，特に我が国では医学会の体質もあるようでまだほとんど手についていないのが現状である。

2 ナットウキナーゼ

約 200 種の食品検索で，納豆中に含まれる血栓溶解（線溶）酵素として我が国で発見されたものである（Sumi, 1987）。この酵素は蒸したダイズには含まれず発酵中に納豆菌が作り出すものである。納豆の活性は強く，例えば市販の納豆 1 g（3〜4 粒）は，現在血栓溶解剤として使われているウロキナーゼの約 1,600 国際単位（IU）にも相当する（普通，病院で心筋梗塞の発作直後など

ナットウキナーゼの単位

ナットウキナーゼは，275 残基からなる一本鎖のポリペプチドであり，この配列を持つ酵素は納豆にしか見られない（Fibrinolysis, 6. Suppl.2, 86, 1992；Acta. Cryst., F66, 1670, 2010）。しかしながら，現在常用されている活性測定法ではナットウキナーゼではない酵素の活性までナットウキナーゼ活性として表示可能であるという問題がある。例えば，枯草菌はナットウキナーゼと相同性の高い酵素（サブチリシン）である Carlsberg（70.2％）や BPN'（85.5％）を作るが，これらは決してナットウキナーゼではない（日本醸造協会誌，106, 28, 2011；New Food Industry, 53, 33, 2011）。

そうした中，ナットウキナーゼ活性は合成基質 Bz-Ile-Glu-(OR)-Gly-Arg-pNA を用いて正確に測定できるようになった。その方法によると，納豆 1 g（湿重量）には 0.68±0.28 IU（国際単位）（納豆の研究法，p.158，恒星社厚生閣，2010），一方，市場に多く出ている枯草菌のサブチリシンなどの酵素類は全く別の基質に対して特異性を示すことが分かった。規格化されたナットウキナーゼ標準品（和光純薬時報，78：8, 2010）を用いることで「ナットウキナーゼ」は測定可能である。

民間療法

アルゼンチンとドイツではメロンがタマネギやニンニクと同じように血液の粘度を下げる食物とされている。また，同様の言い伝えでは日本のシイタケ，中国の乾しナマコにもある。これらは共通して血液の粘度を下げ，心臓病や脳卒中のリスクを減らすとされるものである。最近の研究でメロン，シイタケ，ナマコからはいずれも高濃度のアデノシンが分離されている。アデノシンは ADP の拮抗剤として血小板凝集の抑制に働く。

II 各種疾患と食品の機能性

```
H₂N-Ala-Gln-Ser-Val-Pro-Tyr-Gly-Ile-Ser-Gln-Ile-Lys-Ala-Pro-Ala-Leu-His-Ser-Gln-Gly-Tyr-Thr-Gly-Ser
     1                            10                              20
-Asn-Val-Lys-Val-Ala-Val-Ile-Asp-Ser-Gly-Ile-Asp-Ser-Ser-His-Pro-Asp-Leu-Asn-Val-Arg-Gly-Gly-Ala
            30         *                          40
-Ser-Phe-Val-Pro-Ser-Glu-Thr-Asn-Pro-Tyr-Gln-Asp-Gly-Ser-Ser-His-Gly-Thr-His-Val-Ala-Gly-Thr-Ile
     50                            60      *                             70
-Ala-Ala-Leu-Asn-Asn-Ser-Ile-Gly-Val-Leu-Gly-Val-Ala-Pro-Ser-Ala-Ser-Leu-Tyr-Ala-Val-Lys-Val
                    80                              90
-Leu-Asp-Ser-Thr-Gly-Ser-Gly-Gln-Tyr-Ser-Trp-Ile-Ile-Asn-Gly-Ile-Glu-Trp-Ala-Ile-Ser-Asn-Asn-Met
     100                           110
-Asp-Val-Ile-Asn-Met-Ser-Leu-Gly-Gly-Pro-Thr-Gly-Ser-Thr-Ala-Leu-Lys-Thr-Val-Val-Asp-Lys-Ala-Val
 120                              130                            140
-Ser-Ser-Gly-Ile-Val-Val-Ala-Ala-Ala-Ala-Gly-Asn-Glu-Gly-Ser-Ser-Gly-Ser-Thr-Ser-Thr-Val-Gly-Tyr
                    150                             160
-Pro-Ala-Lys-Tyr-Pro-Ser-Thr-Ile-Ala-Val-Gly-Ala-Val-Asn-Ser-Ser-Asn-Gln-Arg-Ala-Ser-Phe-Ser-Ser
     170                            180                            190
-Val-Gly-Ser-Glu-Leu-Asp-Val-Met-Ala-Pro-Gly-Val-Ser-Ile-Gln-Ser-Thr-Leu-Pro-Gly-Gly-Thr-Tyr-Gly
                         200                            210
-Ala-Tyr-Asn-Gly-Thr-Ser-Met-Ala-Thr-Pro-His-Val-Ala-Gly-Ala-Ala-Ala-Leu-Ile-Leu-Ser-Lys-His-Pro
          220   *                      230
-Thr-Trp-Thr-Asn-Ala-Gln-Val-Arg-Asp-Arg-Leu-Glu-Ser-Thr-Ala-Thr-Tyr-Leu-Gly-Asn-Ser-Phe-Tyr
 240                        250                             260
-Tyr-Gly-Lys-Gly-Leu-Ile-Asn-Val-Gln-Ala-Ala-Ala-Gln-COOH
                    270
```

図19 ナットウキナーゼの全一次構造
*は活性部位　　　　　　　須見 (1991)

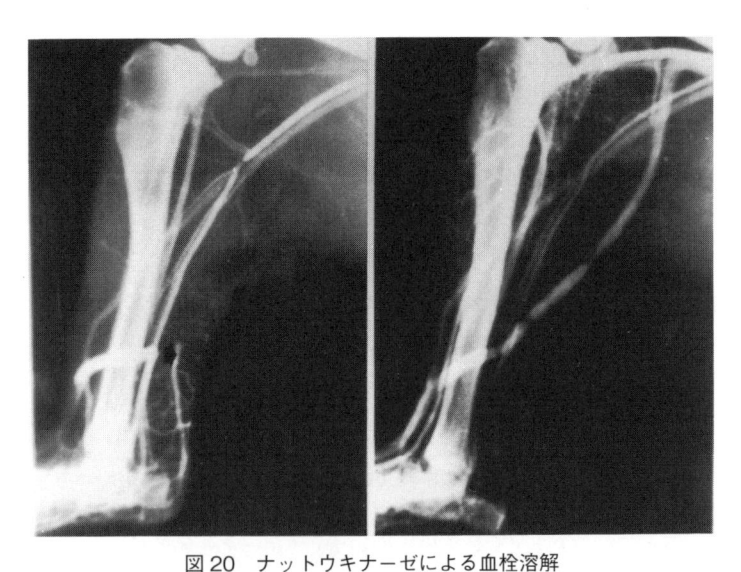

図20 ナットウキナーゼによる血栓溶解
　左写真の血栓形成2.5時間後の静脈側は全く造影されていない。一方、右写真のナットウキナーゼを経口投与した同時間後の血栓部は完全溶解されていることがわかる。

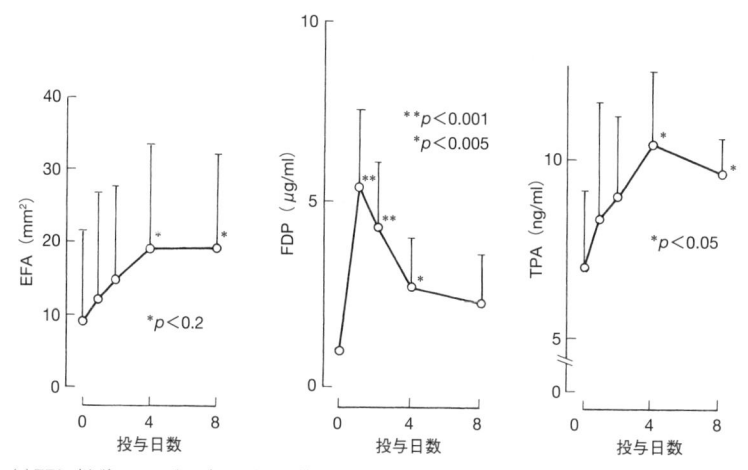

(a) EFA（血漿のユーグロブリン分画が持つフィブリン平板溶解能）
(b) FDP（血中のフィブリン分解産物の抗原量）
(c) TPA（組織プラスミノーゲン・アクチベーターの抗原量）

図21　ナットウキナーゼの投与効果
Sumi（1990）

の危険な状態にある入院患者に20〜30万IUのウロキナーゼが投与されているが，市販納豆1パックは単純計算でそれと同等の効果を持つことになる）。図19は市販納豆より分離されたナットウキナーゼの分子構造であるが，これまでに知られているほかのいずれの線溶酵素とも異なり，分子内に血栓の主成分であるフィブリン分子への結合部位として特殊な配列である"Kringle"構造を持たない一本鎖ポリペプチド構造のセリン酵素であり，直接の強力なフィブリン分解能とプロ-ウロキナーゼ活性化能を持つ。

　ナットウキナーゼは静注投与だけでなく経口下でも生体内の血栓をよく溶かす（図20）。図21はナットウキナーゼを12人の健康な成人に飲ませた場合の成績であるがEFAおよび，FDPの増加より確かに長時間にわたり血中線溶亢進を引き起こすことがわかる。さらに，ナットウキナーゼは生体自らが持つt-PA（組織プラスミノーゲンアクチベーター：おもに血管内皮細胞由来の線溶酵素で現在第2世代の血栓溶解剤とされるもの）の血中抗原量を増やすことが確認されている。

血栓予防に桜餅

　戦後, ネズミの多かった頃, その駆除に通称「ネコイラズ」と呼ばれる毒素が使われた。これを食べたネズミは眼底出血を起こして, 目が見えなくなり, 明るいところへ出て来て死んでしまう。このような作用を及ぼすのは, ネコイラズに含まれる「クマリン」という成分である。

　脳梗塞や心筋梗塞などの血栓性疾患を患った人や手術を行った人に処方される「ジクマロール」や「ワルファリン」という薬がある。ジクマロールは, もともと腐ったクローバーを食べた牛が出血死するという異変がきっかけで発見されたクマリン系の物質であり, ワルファリンはそのジクマロールの構造を元にして合成された化学物質である。これらの薬は血液凝固防止, つまり血液をサラサラにする働きがある。

ジクマロール

ワルファリン

禁酒の繰り返し

　「今度こそ！」と禁酒を心に決めるが, なかなか実行できない人は多い。しかし, それが"飲んべえ"であればあるほど, その禁酒に危険が伴う。

　酔っぱらってけがをすると血が止まりにくいと言われるが, その原因の1つに, アルコールを飲んでいる人は, そうでない人よりも血小板の数が少なく, また身体の反応性も低下しているので血が固まりにくくなっていることがあげられる。度が過ぎる飲酒は身体に毒であることは周知の事実であるが, そういった人が急に禁酒をすると, 一種のリバウンド現象を起こし, 血が固まりやすくなる。ハセラガー博士（イギリス）の研究では, 血小板の数は, 禁酒後10～20日に最も増え, 禁酒前の約2倍になるとしている。つまり, 酒を断って2週間目ぐらいが最も血が固まりやすく, 心筋梗塞や脳梗塞などの血栓性疾患が起こりやすくなるという訳である。したがって,「急な禁酒」と「禁酒の繰り返し」は非常に危険であり, ゆっくりと量を減らしていくことが肝心である。

痔の対策

　血液学の立場からすると，痔とは一種の DIC（播種性血管内凝固症候群＝体内の不特定多数の場所に血栓ができる症状）の１つといえる。つまり，その引き金となるのは血栓で，局所の血の流れが悪くなって起こるのである。

　もう 10 年以上前の話になるが，国際学会に参加するためフランスに行ったときのこと，発表の前日に一緒に行った先生の一人が急性の痔で一歩も歩けなくなってしまった。ロングフライト症候群の原因ともなるが，狭い機内でじーっと座っているのは，特にジヌシにとっては大変よくないらしい。

　何もない外国のホテルで何人かの医者が思案の結果行ったのが，コーラの空き瓶を使った応急処置である。それは，熱い湯と冷たい水を別々の瓶に入れ，それを交互に数分ずつ局所に当てるというもの。熱い，冷たいを何度も繰り返すことによって血液循環が良くなり，炎症・うっ血が抑えられるのだ。おかげで，痔はうそのように治り，心配していた彼の発表は上手くいった。

　通常，臨床での DIC 治療には，まずは硫酸多糖である「ヘパリン」を用いるが，分子量の小さいものは経口投与でも効くことが確認されている。ということは，同じ硫酸多糖である「アルギン酸」や「カラギーナン」などを多く含む海草類を食べても痔には良いはずである。

③ 伝承的食品（民間薬）

　こうした血栓症の予防あるいは予後には古くから伝承的な食べ物が多くある。

▶アズキ　血を固まりにくくし，「産後の肥立に良い」ということで昔から使われた。

▶柿のシブ　大根おろしと混ぜて飲むというもので，古くから中国の民間薬として使われている。

▶桜　餅　クマリンを食べ続けたネズミは，最後には眼底出血を起こし，明るいところに出て死ぬ。昔から"ネコイラズ"という薬があるが，同様の効果を持つものがあの食欲をそそる桜の葉の匂いであり，これを適度に食べると血栓予防効果が期待できる。

▶そのほか　ナマコ，朝鮮人参がよいとされている。

　しかし，これらの有効成分あるいはその作用機序の明らかにされたものは少

ない。特に血栓形成の引き金である血小板凝集を抑制する物質の研究がほとんどで，すでに血管内にできてしまった血栓の溶解に働く線溶系に作用するものについての報告は，ナットウキナーゼくらいしかない。

■参考文献

・Sumi, H., et al. : *Acta Haematol.* 84, 139,（1990）
・菊地佑二：医食同源の最新科学（現代農学　臨時増刊号）p. 32（1993）
・Kikuchi, Y., et al. : *Microvascular Res.*, 47, 126（1994）
・須見洋行：化学と生物, 29, 119（1991）
・川岸舜朗：Kewpie News, 240, 1, キューピー株式会社　広報室（1991）
・有田誠：「分子から個体へと深化する脂質生物学」, pp201, 羊土社,（2010）
・須見洋行ら：日本食品科工誌, 43, 318（1996）
・Apitz-Castro, R. et al. : *Thromb. Res.* 32, 155（1983）
・Ogura, Y. and Kisara, K. :「Trends in Pharmacological Research on PAF in Japan」Ishiyaku Euro America Inc.（1988）
・宮尾興平：機能性食品素材，食品由来の生理活性物質類における研究と開発，第5章　p. 61, 工業技術会（1989）
・Hammerschmidt, D. E. : *New Eng. J. Med.*, 303, 756（1980）
・Benveniste, J., et al. : *J. Exp. Med.*, 136, 1356（1972）
・Demopoulus, C.A., et al. : *J. Biol. Chem.*, 345, 9355（1980）
・Sumi, H., et al. : *Comp. Biochem. Physiol.*, 102 B, 163（1992）
・Sumi, H., et al. : *Thromb. Haemostas.*, 69, 1268（1993）
・Mihara, H., et al. : "Recent Advances in Thrombosis and Fibrinolysis", p. 287, Academic Press（1990）
・Nilsson, I. M., et al. : *Thromb. Diath. Haemorrhagica*, 6, 77（1961）
・Padro, L. and Emeis A. : *Fibrinolysis*, 4, 161（1990）
・須見洋行：日本血栓止血誌, 4, 352（1993）
・須見洋行：バイオサイエンスとバイオインダストリー, 51, 826（1993）
・須見洋行：日本家政誌, 50, 683（1999）

肝疾患

「肝心かなめ」といわれているように，肝臓は，体の中で最も大きな臓器（1.2〜1.5 kg）で，3,000億個程度の肝細胞からできている。

その働きは，糖質，脂質，タンパク質，ビタミン代謝機能，解毒機能，胆汁の排泄機能，造血作用など重要な役割である。肝臓で処理される血液の量は毎分約1.5 Lで1日に約2,160 L。肝臓が弱ると，有害物質が排除されず，我々の生命はたちまち危険な状態に陥る。肝臓が大きいのはそれを防ぐためにたくさんの予備の肝細胞を持っているためである。また，肝臓の再生能力もすばらしく，肝臓の75〜80％を切除しても約4カ月後には元の大きさに戻って機能も回復することが確認されている。

この優れた予備能力と再生能力のために，肝疾患に罹っても自覚症状が現れにくく，肝臓は「沈黙の臓器」と呼ばれる。したがって，自覚症状が現れたときには肝臓病はかなり進行しているということになる。

肝疾患は，ウイルス，薬剤などの原因や肝炎，肝硬変などの病状で分類され，肝臓病はこれらの原因と病状を組み合わせて，ウィルス性肝炎，アルコール性肝硬変などと診断される。なかでも，ウィルス性肝炎の病名は細かく分類されており，急性肝炎，慢性肝炎，劇症肝炎に分けられる。

なお，我が国の肝硬変と肝がんの死因である慢性肝炎の患者は100〜200万人であり，その80％以上が肝炎ウイルスキャリヤーであろうと推測されている。ウィルス性肝炎の中でもC型肝炎感染者数は約200万と推定されており，先進国の中では最も多い。ウイルス肝炎の治療はまず第一が安静と食事療法である。急性肝炎では薬物はほとんど用いられていないが，慢性肝炎では以上に加えて対症療法として多くの肝庇護剤（表19）が用いられる。「強ミノ」として有名な甘草由来のグリチルリチン，そして「キャベジン」で有名なメチオニンスルフォニウムクロライド，タウリンなどもこれに含まれる。これらは任意抽出二重盲検試験でも有用性が確認されているものである。

表 19　おもな肝庇護剤

成分または一般名	製 品 名
グリチルリチン　glycyrrhizin	強力ネオミノファーゲンC（SNMC）
肝水解物製剤	ゾルコヘプシール，プロヘパール
肝抽出物製剤	アデラビン9号
チオプロニン　tiopronin	チオラ
マロチラート　malotilate	カンテック
シアニダノール　cianidanol	カタゲン（副作用のため臨床使用中止）
グルタチオン　glutathione	タチオン
diisopropylamine dichloroacetate	リバオール
methyl methionine sulfonium chloride	キャベジン
プロトポルフィリン　protoporphyrin	プロルモン
polyene phosphatidyl choline	EPL
タウリン　taurine	タウリン
ウルソデオキシコール酸（UDCA）	ウルソ
小柴胡湯	小柴胡湯
トリトカリン　tritoqualine	TRQ
プロナーゼ　pronase	エンビナーゼP

森次（1989）

胆石の予防

　転げ回るほど腹が痛い―時代劇などで「癪（しゃく）」という名前で出てくる病気，それが胆石症である。

　食の欧米化が進み，この病気が増加しつつある。我が国の成人男性で胆石をもつ人の割合は，全体の1～2割程度であり，その発症率は，60歳以上が最も多く（約15％），年齢に比例して胆石症の発症率が高くなる傾向にある。ただ，それが胆管に詰まるかどうかは，ちょっとしたタイミングの問題らしい。

　胆石に関する民間伝承は大変多く，「大根おろしは石を溶かす」「ネギ，ニラのジュースを飲むとよい」などが代表的であるが，もちろんその科学的根拠は不明。唯一証明されているのが"熊の胆"であろう。熊の胆が癪に良く効くことは，江戸時代，滋賀の医師・後藤良山によってすでに唱えられていた（富士川游「日本医学史」1906年）。その後，清水多栄教授（岡山大学生化学教室）がその効能を科学的に分析した（「胆汁酸に関する研究」1936年）。当時，清水教授の教室では，ありとあらゆる世界中の動物の胆汁を集め，1年間に5,000～6,000種を分析したとされる。熊の胆は，飲むと極めて苦いものであるが，徐々に胆石を溶かし，すっきりと痛みや不快感を鎮め，確かに腹部の症状が改善されるという。

また，欧米型の高タンパク，高脂肪の食事をする人が増えるにしたがって，胆石症が増加している。年齢により異なるが，その約70％がコレステロール胆石，残りが色素胆石，その他である。その増加の主因はコレステロール石の増加によるといってよい。

生体内コレステロールは80％以上が肝臓でコール酸やケトデオキシコール酸へと異化される（図22）。生成された胆汁酸はグリシンまたはタウリン抱合体として胆嚢を経て十二指腸へと排出され，ついで小腸，大腸から再吸収されて肝臓に戻る（腸肝循環）。また，一部の胆汁酸は腸内微生物により二次胆汁酸へと転換される。なお，コレステロール代謝は食事内容が大きく関係してくる。

栄養バランスを整え，ストレスをかけないといった対症療法はあっても，これといった決定的な薬のないのが肝臓病であるが，古くからの民間伝承薬，漢方薬の数は多い。

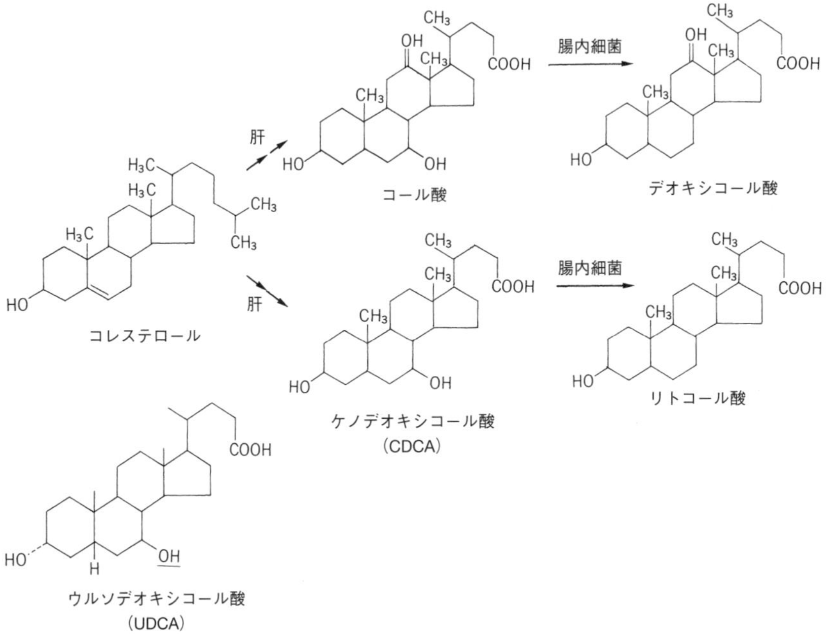

図22　おもな胆汁酸の生成経路

▶アミノ酸

　肝臓には 2,000 種以上の酵素があり，肝機能検査などで用いられる AST（GOT），ALT（GTP），γ-GTP をはじめ，全て肝臓内でアミノ酸から合成している。したがって，肝細胞が破壊されると，アミノ酸を大量に補給して肝細胞を再生させ，肝臓本来の働きを高めることが必要となる。

　体たんぱく質を構成するアミノ酸は 20 種類あるが，必須アミノ酸であるメチオニン，フェニルアラニン，リシン，ヒスチジン，トリプトファン，イソロイシン，ロイシン，バリン，スレオニンの9種類は，バランスよく食事から補う必要がある。一般に，鶏卵・牛乳・肉類・魚類などの動物性食品は必須アミノ酸含有量が高く，栄養価が優れています。植物性食品では，大豆や大豆の加工食品にリジンが比較的多く含まれ，栄養価が高いといえる。

▶甘草（リコリス）

　甘草は古今東西で最もよく使われている生薬。そして，現在肝炎の治療に大量に用いられている注射薬の本体であるグリチルリチンは甘草の主成分である。また，その際抽出された「カス」もハマチの養殖などではエサに加えられ，ハマチが肝臓病（肝硬変）での死亡を抑えるのに極めて有効とされる。ほかにも有効成分があるかもしれないが，一種の植物性ステロイドであるグリチルリチン以外の甘草成分の研究はほとんどない。

熊の胆（い）

　　コレステロール胆石溶解に動物の胆汁酸成分（図 22）がよく効く。このうちケノデオキシコール酸（CDCA）はヒトにも存在するが，アヒルでは胆汁酸の主成分である。また，CDCA の光学異性体であるウルソデオキシコール酸（UDCA）はヒトには少量しか存在しないが，これが漢方薬で"熊の胆"と呼ばれる胆石溶解剤の主成分と考えられている。これを飲むと痛みや不快感など，腹部の症状を改善するという。

　　こうしたコレステロール薬は自らの胆汁酸量を増やし，石を溶かしてくれる訳であるが有効成分の解析と共に原料に限りがある点をどう解決するかが今後の課題である。

表20 ウコンの効能

肝炎, 胆道炎, 胃炎, 胆石症, カタル性黄疸, 利尿, 肝解毒機能促進, 心臓病, 高血圧, 低血圧, 健胃剤 (食欲不振, 腹痛), 吐血, 下血, 月経不順, 通経, 補温剤, 利胆, 止血剤

▶ウコン (ターメリック)

インドシナ半島から南インドにかけての東南アジアが原産地のショウガ科の多年生草であるが, 日本でも沖縄, 屋久島などで栽培されている。肝臓病に限らず万能薬ともいえる生薬でもある (表20)。黄色の色素成分はクルクミン (curcumin) であるが, 水による粗抽出物中には最近抗ウイルス活性のあることが確認されている。また, Todaら (1985) は, 最近, クルクミンと共に単離された4-ヒドロキシシンナモイルフェルロイルメタンとビス-4-ヒドロキシシンナモイルメタンがα-トコフェロールよりもはるかに強力な抗酸化作用を持つことを明らかにしている。

▶タウリン

タウリンは胆汁中にコール酸と結合したタウロコール酸として多量存在するほか, 海産魚類の血合い肉, イカ, タコ, 貝類 (カキエキス) などの軟体動物, そして海藻植物にも含まれる。原料はおもに魚介類の抽出物であるが, 最近はウシの胆汁からも抽出されている。化学名はアミノエタンスルホン酸または2-アミノエタンスルホン酸であり, 分子量125.1の単純な構造を持つ含硫アミノ酸である。これまで, 血中コレステロールの改善作用 (辻ら, 1983) やコレステロール胆石生成の抑制効果 (辻ら, 1979, 1983) のほか, 肝障害時の過酸化脂質形成抑制効果 (岡本ら, 1984) などが報告されている。また, 臨床上, 急性肝炎に対する二重盲検法で評価の立証された薬剤でもある。肝機能異常を改善する作用として, 胆汁酸代謝物を介した胆汁分泌促進作用, 肝細胞膜安定化作用やカルシウムを介する作用などにより, 肝過酸化脂質生成を抑えるなどが考えられている (瀧野ら, 1985)。

▶食物繊維

水溶性のカンキツペクチンを摂取した場合, 血管コレステロールの低下と糞便中の胆汁酸排泄量が増加する。難吸収性のグアーガムは腸肝循環を介して血

肝臓にカンゾウ

　インカ帝国では，酒を飲んで人は初めて神の領域に入ることができると信じられ，日本の茶道のような"酒道"というものがあったとか。しかし，とかく飲み過ぎて悪くするのが肝臓である。

　韓国では，ちょっとした料亭に行くと，飲む前にまず朝鮮人参のスライスが出てくる。だいたいそんなに飲まなきゃいいのだが，やむを得ぬ時の，いわば予防薬である。朝鮮人参は高価な食材であるが，甘草（かんぞう）は比較的手に入れやすい。甘草の主成分であるグリチルリチンには優れた強肝解毒作用があり，慢性肝炎やC型肝炎などの治療に効果があることが確認されている。

　また，広島のハマチ養殖業者から聞いた話では，ハマチの餌にイワシやアジのすり身を使うが，価格を抑えるために，どうしても鮮度の落ちたものを原料にするという。するとハマチの肝臓が腫れ上がって死ぬ物が出てきて，それが生産高の何10％にもなると大赤字になる。そこで，たまたま薬品会社がエキスをとった後に畑に捨てていた甘草の搾りかすをもらって餌に混ぜてみたところ，ハマチが全く死ななくなったという。

　まさに"カンゾウは肝臓に効く"という話である。ちなみに，肝炎の患者が必ずと言っていいほど病院でうたれる注射薬「強ミノ」も甘草の一成分である。

強肝食シジミエキス

　「土用シジミは腹薬」といって暑さで弱った内臓に効き目があり，シジミの味噌汁は特に肝臓によい。また，黄疸にも効くとされてきた。肝臓の働きを助けるのは，タンパク質中の必須アミノ酸，メチオニンなどの成分とされている。タウリンも多い。また，シジミには脂肪が少なく，グリコーゲンが多いため，肝臓で直接エネルギーとして蓄えられることからもよい。さらにコレステロールを低下させる力もあるとされる。このエキスとは「うしお」から濃縮されたもの。最終的にシジミ1 kgから「シジミエキス」が約10 gの割合でとれるが，その成分はタンパク質12.2％，糖質30.9％，ミネラル分5％，特に糖質中のグリコーゲンが23.6％，そしてビタミンB_2が0.9 mgも含まれているのが特徴である。

液の胆汁酸の移行を阻害する。また，食物繊維のうち特に陰イオン交換能を持つリグニンやキトサンは胆汁酸とよく結合し，前者ではヒトでの血清コレステロールの低下作用も報告されている。

　こうした食物繊維による血液や肝臓でのコレステロールプール量の減少というのは，コール酸系とケトデオキシコール酸系のいずれの合成経路に起因するのかはわかっていないが，食物繊維が胆汁酸と互いに結合する，胆汁酸の再吸収を妨げる，そして腸内菌叢を変化させることによって胆汁酸代謝を変化させる，と考えられている。

▶脂質・糖質・アミノ酸類

　コレステロール胆石を作るマウスを用いた動物実験では，無脂肪食ではコレスレロールとコール酸が存在しても全く胆石はできないこと，油脂源としてはラードよりも大豆油の方が，また糖質源としてはショ糖よりもデンプンの方が高率にできることがわかっている。また，含硫アミノ酸のタウリン，メチオニンが血清-肝コレステロールプールを減少させ，胆石形成の抑制に働くという報告がある。

▶そのほか

　伝承的に「ネギ，ニラのジュースを飲むと胆石によい」，「ダイコンおろしは石を溶かす」などがあるが，それらの作用機序は不明である。

■参考文献

・森次保雄：化学と工学，42，1335（1989）
・八藤　眞：食の科学，176，82，88（1992）
・Toda, S., et al. : Chem. Pharm. Bull., 33, 1725（1985）
・辻　啓介ら：含硫アミノ酸，2，143（1979）
・辻　啓介ら：含硫アミノ酸，6，249（1983）
・岡本康幸ら：含硫アミノ酸，7，201（1984）
・瀧野辰郎ら：含硫アミノ酸，8，1（1985）
・吉積智司ら編：「新食品開発用素材便覧」，p.482，光琳（1991）

糖尿病

　飽食の時代といわれる今日，糖尿病の発症頻度は歴史上最も高く，全世界で約2億人とされている。しかも，その死因としては糖尿病が直接の原因である糖尿病性昏睡はわずか1～4％にすぎず，多くは血管性合併症（腎症，心筋梗塞，脳血管障害）で45～75％を占めている（堀田，1989）。また，死に至らないまでも神経障害，網膜症，腎症が糖尿病患者に与える苦痛は計り知れない。

　糖尿病の是正を目標とした療法には，食事療法（45％）と，古くからのインスリン療法（15％），それに各種経口血糖降下剤療法（40％）がある。なお，経口血糖降下剤の作用機序は表21のようにまとめられるが，このうち食品の機能性成分に関するのはAとDに当たるであろう。

表21　経口血糖降下剤の作用メカニズム

A. 摂取エネルギーを制限する薬剤
1. 食物繊維（Guar gum など）
2. α-Glucosidase 阻害薬
a. Acarbose（BAYg-5421）
b. AO-128
B. インスリン分泌を促進する薬剤
1. スルファニール尿素剤系
（従来と同じ作用機序）
2. 交感神経 α_2 遮断薬
Midaglizole（DG-5128）
C. インスリン感受性を促進する薬剤
1. 主に末梢組織に作用
Ciglitazone
2. グルカゴン分泌抑制？
M-and B-39890A
D. そのほかの作用を介した薬剤
1. 脂肪酸化抑制
Methylpalmoxirate
2. TCAサイクルの改善

堀田（1989）

1 血糖値上昇抑制成分

　健常人であっても，食後は血糖値が上がるが，通常は食後2時間ぐらいで下がってくる。しかし，食後の血糖値が異常に高くなる，あるいはなかなか血糖値が下がらない場合，糖尿病の可能性が否定できない。

　血糖値は，摂取する糖質の種類一緒に摂取する食品成分によって変化に違いが見られる。例えば，米に含まれるでんぷんは，分子量が大きいため，グルコースよりは吸収が緩やかである。しかし，でんぷんはグルコースのみに加水分解されるため，フルクトースを含む果物やガラクトースを含む乳製品に比べると血糖値への影響が大きいということ。さらに，食物繊維（難消化性デキストリン）のように，食事と一緒に摂取することで，小腸での糖質の吸収を遅延させ

コーヒー

　コーヒーの多飲による心臓病や脳卒中に罹るリスクの増加，骨粗鬆症への影響などが報告されているが，最近の疫学研究では健康によいとされる報告があがっている。その1つが，2型糖尿病への影響である。17,000人の成人を対象に，約7年間の追跡調査をした結果では，1日に7杯以上のコーヒーを飲む人では，1日に2杯以下の人に比べて2型糖尿病の危険度が2分の1になるという報告 (van Dam, RM. and Feskens, EJM Lancet, 360：1477, 2002) や，35～64歳の約14,600人を対象に調査した結果では，1日3～4杯のコーヒーを飲んだ場合，飲まない人に比べ女性で29％，男性で27％糖尿病にかかる率が減少，1日10杯以上飲んだ場合は，女性で79％，男性で55％の減少という報告 (Tuomileht, J. et al., JAMA, 291：1213, 2004) もある。この他にも，アメリカ，スウェーデン，日本などでコーヒーが2型糖尿病に効果があるという研究報告が次々になされている。現在のところ，コーヒーに含まれるクロロゲン酸やマグネシウム等の成分が，血糖値上昇抑制に働いていると考えられている。

　なお，コーヒーを飲むタイミングであるが，食後ではなく，朝と昼の食前に飲むことで食後血糖値を抑える効果ができるという。

る成分や小麦アルブミン、グァバ葉ポリフェノール、豆鼓エキス、L-アラビノースなどのように食事で摂取した糖質の消化吸収を遅らせ、急激な食後血糖値の上昇を緩和させる成分があり、特定保健用食品の関与成分ともなっている。

2 そのほか

現在、特定保健用食品になっていないものでも科学的データの裏付けが非常にしっかりした素材もある。

▶生薬-ギムネマシルヴェスタ

古来インドの「アーユルヴェーダ」で使われた生薬（メーシャシュリンギー）が、現在臨床的にも注目されている。グルーマールというこの薬物はラテン名でギムネマシルヴェスタといい、インドだけではなく東南アジア、中国南部にも広く自生しているガガイモ科に属する蔓性の植物である。14〜15世紀頃から砂糖の甘みを消してしまうという不思議な植物ということで知られていたが、イギリス植民地時代に、2人のイギリス人将校の耳に入り、ヨーロッパに紹介されたのが契機で、19世紀末フーパーがこのものを抽出しギムネマと命名した。20世紀に入ると、ギムネマシルヴェスタの乾燥葉2〜4gを服用することで糖尿病が軽快することが報告されている。有効成分であるギムネマ酸は、抗炎症作用のあるといわれるグリチルリチン（甘草）によく似た構造を持つ配糖体である（図23）。ギムネマの葉を噛んで1、2分後、砂糖をなめると、不思議なことに全く甘味を感じなくなる。このメカニズムの概略を述べると、

画期的な治療法「マゴットセラピー」

マゴット（maggot）とは、ハエの幼虫、つまりウジ虫であるが、治療に用いられるのは無菌のウジ虫（主にヒロズキンバエ Lucilia sericata の幼虫）である。このウジ虫は2004年に米国食品医薬品局（FDA）により医療材料として承認されており、同年我が国において初めての治療が行われている。

マゴットセラピー（Maggot debridement therapy；MDT）は、ウジ虫が動物の壊死組織（腐敗組織）だけを摂取する性質を利用し、人体の難治性創傷を治療する方法であり、難治性の壊疽や潰瘍、床擦れに効果がある。近年では重度の創傷治療だけでなく、軽症患者にも有効であることが示されている。

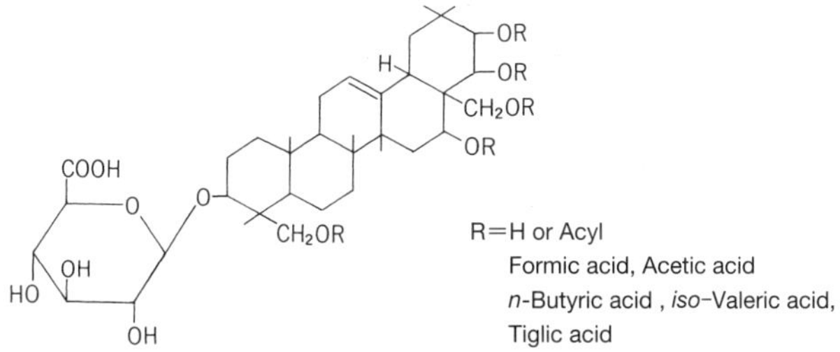

図23 ギムネマ酸 (Gymnemic acid)

R=H or Acyl
Formic acid, Acetic acid
n-Butyric acid, iso-Valeric acid,
Tiglic acid

舌にある甘味を感じる乳頭に分布する味細胞の表面にある甘味受容器にギムネマ酸が結合し，後からくる砂糖をよせつけなくするからである。

一方，同じ機構でギムネマ酸は腸壁にあるブドウ糖を輸送するタンパク質からなる担体と結合し，後からきたブドウ糖は取り残される。ブドウ糖の吸収の仕方は濃度勾配による受動輸送と，担体と結合して細胞に取り込まれた後血管に入っていく能動輸送との2通りがあるが，このうち能動輸送がギムネマ酸によって妨げられるわけである。したがって，理論的には半分のブドウ糖は吸収されないまま腸内細菌によって利用され，結局血糖値は半分ばかりが残るということになる。

▶フィチン酸

フィチン酸（ミオイノシトール-1, 2, 3, 4, 5, 6-ヘキサキスリン酸：IP6）は植物の種子や塊茎，花粉などに含まれる一種のリンの貯蔵形態といえるものであるが，イネ科の胚やアリューロン細胞に，またマメ類では子葉に集積する。分子内の6個のリン酸基が強力なキレート作用を示すことから生体や食品中の金属イオンを封鎖して，ヒドロキシルラジカル（・OH）の生成やそれに起因する脂質過酸化反応を抑制する（図24）。この金属キレート性とそれに基づく抗酸化性は缶詰のスズの遊離防止，ワイン，糖蜜，シロップ，飲み水の鉄の除去から大豆油の酸化や加水分解の防止，落花生の渋皮剥離防止，魚肉ペースト，パン，サラダの品質や呈色の保存安定化，カスタードのような卵を多く含む食品の着色防止などに使われているほか，最近は医学的にも関心がもたれている。というのも，世界一の長寿を誇る日本人はフィチン酸を多く含む豆類，穀

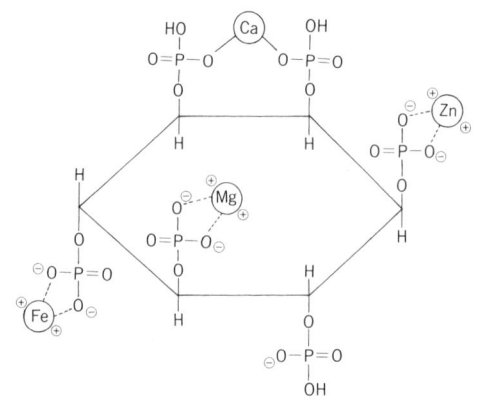

図 24 中性環境下におけるフィチン酸キレートの想像図
Erdeman (1979)

類，イモ類を多く摂取しており，フィチン酸と長寿の何らかの関係が推測されているからである。

フィチン酸には腎臓での酸分泌抑制効果，腎結石や虚血性心臓病の発症の抑制，血中コレステロールの低下，そして最近は虫歯形成の抑制なども報告されている。また，フィチン酸は in vitro で種々のタンパク質を結合する性質があり，アミラーゼ，プロテアーゼの酵素活性を阻害する（Thompson の総説，1986）。こうした消化酵素の活性阻害は今後肥満防止や糖尿病の予防にも応用できると考えられている。

食物の種類と血糖指数（グリセミック・インデックス）

ジェンキンス（Diabetologia, 23, 477, 1982）らは食物の種類により，たとえ成分的に同じであっても，摂取後の血糖値上昇に著しい違いのあることを認めた。これを表す方法として，摂取後2時間における血糖上昇度をグルコースによる場合を100として他の食品について検討している（表22）。これは重要な食品機能の1つであり，この血糖指数に食物中に含まれる食物繊維の種類と量が大いに影響するわけである。

表22 血糖指数（グリセミック・インデックス）＝グルコース摂取と比較したときの各食物の血糖上昇度

食物の種類	血糖指数（%）	食物の種類	血糖指数（%）
穀類		果物	
パン（白）	69	リンゴ	39
コメ（玄米）	66	バナナ	62
コメ（白）	72	オレンジ	40
スパゲッティ	50	干しブドウ	64
トウモロコシ	59	単糖類・二糖類	
コーンフレーク	80	果物	20
オートミール	49	グルコース	100
イモ類・マメ類		マルトース	105
ジャガイモ（インスタント）	80	ショ糖	59
ジャガイモ（新）	70	乳製品	
サツマイモ	48	アイスクリーム	36
インゲン	29	牛乳	34
ダイズ	15	ヨーグルト	36

山下（1991）

■参考文献

・堀田 饒：化学と工学, 42, 1341（1989）

・山下亀次郎：食品機能と糖尿病, p. 66

・Erdeman, J. W. Jr.：*J. Am. Oil Chem.*, 56, 736（1979）

・Modlin, M.：*Lancet*, 2, 113（1980）

・Jenkins, G. N., et al.：*J. Br. Dent. J.*, 106, 195（1959）

・Ger. Patent 2004409：*Chem. Abst.*, 75, 121392m（1971）

・Thompson, L. M.："Phytic Acid", Pilatus Press, Mineapolis, p. 173（1986）

痛 風

　尿酸値が高い状態を高尿酸血症，それにより関節痛をきたした場合を痛風と呼ぶ。

　尿酸は血液中に健常人の場合，成人男性で 4.0～6.5 mg/dL，成人女性で 3.0～5.0 mg/dL 存在するが，7.0 mg/dL を超えると，血液の中に溶けきれなくなり析出する。また，尿酸は温度が低いほど，酸性度が高いほど溶けにくくなり析出しやすくなる。したがって，足の親指や耳たぶはヒトの体の中でも温度が低いため症状が出やすく，また，尿は血液より酸性度が高いため腎臓で尿酸の結晶がたまりやすいため尿路結石の原因となる。

　尿酸は，炭素，窒素，酸素，水素の分子からできた化学物質で，部分構造にプリンを持つプリン体と呼ばれる物質の1つである。

尿酸

　痛風は，プリン代謝の異常により生じる尿酸の蓄積でおこる，壮年期の男性に多い病気である。尿酸の分解酵素は哺乳動物ではほとんど人のみに欠損し，大脳生理学的にはそれがゆえに人間がほかの動物と異なり，高度の知的活動ができるとする意見もある。

帝王病

　エジプトのミイラにも痛風を起こした痕があるという。また，フレデリック大王，ゲーテ，レオナルド・ダ・ヴィンチ，ルイ14世などなど，多くの歴史上の大物にこの病気が多かったことから「帝王病」ともいわれる。

　日本では100年前にはみられなかった病気であり，近年，生活習慣の欧米化に伴い増加している生活習慣病の1つである。現在，日本では約30～60万人と推定されているが，そのほとんど（約9割）が男性であるという特徴がある。

1　核酸成分の除去

　痛風の治療には，食品中の核酸成分を除くことが第一にあげられる。一般に食事中の核酸は，膵臓リボヌクレアーゼ類によって加水分解され，小腸で吸収される。そして，グアニンやアデニンはさらに尿酸へ代謝される。核酸の過剰摂取は尿中排泄速度を上回る量の尿酸を生成し，血中濃度の上限約 0.3 mM を越えると結晶を生じ，それが間接に蓄積して痛風を引き起こす。したがって，酵母，イクラ，卵など核酸成分を多く含むものを食べると痛風になりやすい。

　こうした細胞中に混在する核酸量を低下させるための最も一般的な方法は，濃アルカリ中，高温（>60℃）で細胞を機械的に破壊してタンパク質を抽出し，次いでこのタンパク質を酸性 pH で沈殿させる操作からなる。また，酵母タンパクをサクシニル化する，あるいは無水マレイン酸を使って酵母タンパク質のリジンアミノ基を修飾すると，核酸-タンパク質の相互作用が変化して pH 4.2 で互いの解離が可能であるという研究報告もある。

2　腎排泄量を高める

　臨床薬であるプロベネシド，スルフィンピラゾン，ベンツブロマロンなどは腎尿細管における尿酸の再吸収を抑制し，尿中への尿酸排泄を促進することがわかっているが，食品成分でそのような積極的な意味での排泄剤があれば，急性関節炎発作とか尿路結石といった副作用も少なく，需要は大と思われるが，はっきりと立証されたものはない。ただし，中国ではプーアール茶が有効といわれ痛風患者によく飲まれている。

トリやヘビのオシッコ

　　トリやヘビは，殻の中で成長するため，オシッコとしてアンモニアを排泄することができない。その代わりに，水に溶けにくい尿酸にするという能力を有し，殻の中に貯めておくことができる。生まれてからも，おなじことを続け，オシッコは尿酸という形でフンと一緒に排泄する。鳩やカラスのフンを見たことがあると思うが，あの白い部分が尿酸である。つまり，彼らが持つ能力とは，尿酸を分解する酵素ウリカーゼであり，ウリカーゼを持っていない動物はオシッコをするのである。

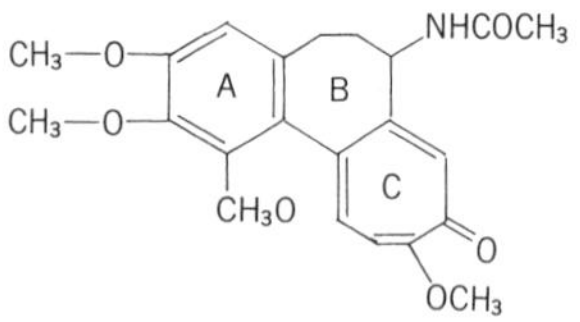

図25 コルヒチン (colchicine)

③ 尿酸産生阻害物質

痛風発作は尿酸結晶による白血球の遊走，尿酸結晶の貪食，種々のケミカルメディエーターの放出といった細胞膜を介する反応で起こるが，イヌサフランが持つアルカロイドであるコルヒチン（colchicine）（図25）はA環とC環の2か所で一分子のチュブリン二量体と結合し，その複合体が微小管の成長端に結合し，微小管の形成を阻止する。また，コルヒチンによる種々の細胞でのアデニル酸シクラーゼ活性上昇によるc-AMPの増加，シクロオキシゲナーゼ活性上昇によると思われるプロスタサイクリン（PG-E）産生の増加が確認されている。

なお，コルヒチン様の物質は種々の植物，特に漢方薬素材に含まれているが，食品での報告はない。

④ 尿酸分解系の亢進

尿酸分解酵素ウリカーゼの血中尿酸値への影響はOppenheimer（1941）がニワトリで，また人ではLondon（1957）が初めて報告しているが，いずれも静脈内投与である。ウリカーゼが分子量約93,000のポリペプチドであるため，続けて使用すると抗体産生を起こすことが問題である。

骨粗鬆症

骨粗鬆症は特別の病気ではなく、高齢者、特に閉経以後の女性に多くみられるもので、骨密度の顕著な減少が認められる（図26）。

1980年、日本における40歳以上の男女合計の骨粗鬆症発症者は383万人であったが、2000年には1,000万人を超え、高齢化が進むと共に増加すると考えられる。特に、女性は男性の約3倍も罹患しやすい。

これは、女性ホルモンによる影響のためである。女性ホルモンは骨吸収を抑える作用があり、閉経期の女性では骨吸収が亢進するために、骨形成も亢進するが、骨吸収が骨形成を上回るために骨の量が減少してしまう。また、高齢期では加齢によって活性型ビタミンDの合成が低下し、カルシウムの吸収能が低下する。さらに、骨芽細胞の機能が低下するとともに、運動不足などが原因

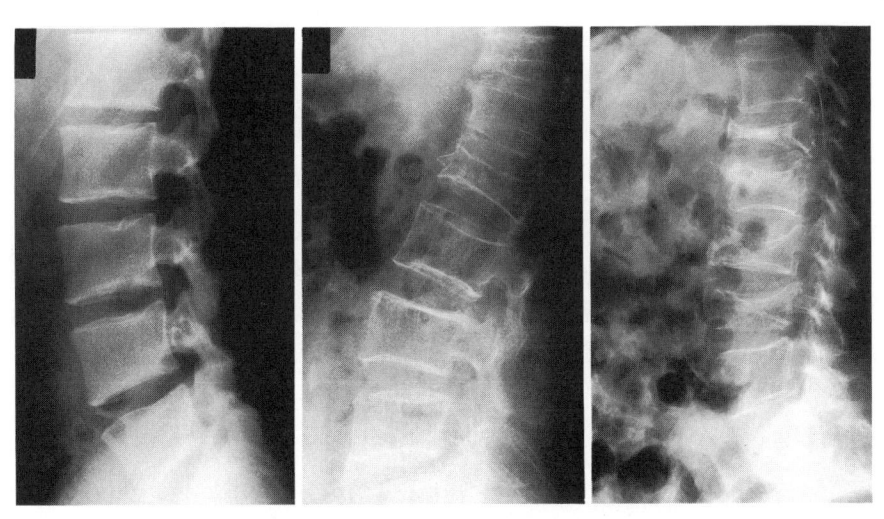

図26　骨粗鬆症患者のレントゲン写真
左端の一般の人（20歳）と比較すると真中（60歳）および右端（70歳）は背骨が透けてみえる。　　　　　　　　　（宮崎医大整形外科提供、1994）

で骨形成が低下して骨量が減少する。このため65歳を過ぎると約半数が，男性では75歳を過ぎると約20%が骨粗鬆症に罹るとされる。

1　カルシウム（Ca）

骨粗鬆症は複雑な原因による多因子疾患であるが，そのなかでもカルシウムの摂取不足は最大骨量を減少させ，また続発性副甲状腺機能亢進を起こすなど，骨粗鬆症の発生の鍵を握る重要な因子である。

カルシウムは，飽食の日本にあって，よほど心がけて摂らないかぎり不足しがちとなる。特に，閉経後の女性では，1,000～1,200 mg，高齢者ではカルシウムの腸管での吸収低下を考慮して1,000 mg以上の摂取が奨められる。一般に，カルシウムの吸収率は20～30%であるが，野菜のカルシウムは食物繊維やフィチン酸，シュウ酸の妨害によって吸収率が低く，たとえ食品分析上同量のカルシウムを摂取していたとしても，生体による利用率は低いとみなければならない。逆にリン（P）は，加工食品やインスタント食品を食べると添加物としてのリン量が多く（表23），ともすると摂取過剰になりがちで，カルシウムとリンのバランスが問題になる。そのほか，食塩を多く含む食品あるいは過剰なタンパク質の摂取はカルシウムの尿中への排泄を促進してしまう。

一方，ビタミンDや乳糖（ラクトース），リシン・アルギニンなどのアミノ酸，牛乳のタンパク（カゼイン）の分解産物であるCPP（カゼインホスホペプチド，カルシウムホスホペプチド）（第Ⅲ編，カゼインホスホペプチド参照）は吸収を促進する。

我が国で，いち早くカルシウムに注目し，健康食品として発売したのは大塚製薬で，1991年にウエハースタイプのものを発売，現在栄養機能食品となっている。表24は，サプリメントタイプの商品例であるが，このほか，クッキーや飲料，ラムネ，肉加工品など様々な形態でのカルシウムの栄養機能食品が販売されている。カルシウムの原材料には貝カルシウム，牛骨粉，乳清カルシウムなどがある。

2　ビタミンD

ビタミンDは生体内で代謝されて活性化する，一種のホルモン様の働きをする。すなわち，ビタミンDは肝臓で25-水酸化酵素により25-(OH)-ビタミンDとなり，さらに腎臓で1α-水酸化酵素により1,25-$(OH)_2$-ビタミンDと

表23 リン酸化合物の用途別食品添加物

〈使用基準のあるもの〉

品目	対象食品	使用量	使用制限
・強化剤 グリセロリン酸カルシウム 酸性ピロリン酸カルシウム 第一リン酸カルシウム 第二リン酸カルシウム 第三リン酸カルシウム		Caとして食品の1%以下（特殊用途食品を除く）	栄養強化の目的のみ 食品の製造または加工上必要不可欠な場合，栄養強化の目的に使用する場合に限る
・糊料 でんぷんリン酸エステルナトリウム		2%以下	他の糊料と併用の場合，合計して2%以下であること
・醸造用剤 コリンリン酸塩	合成清酒	0.2 g/L 以下	

〈使用基準のないもの〉

- 強化剤
  - ピロリン酸第一鉄
  - ピロリン酸第二鉄
- 結着剤
  - 酸性ピロリン酸ナトリウム
  - ピロリン酸カリウム
  - ピロリン酸ナトリウム（結晶）
  - ピロリン酸ナトリウム（無水）
- 醸造用剤
  - リン酸
  - リン酸一アンモニウム
  - リン酸二アンモニウム
- 中華そば製造用アルカリ剤
  - リン酸二カリウム
  - リン酸三カリウム
  - リン酸二ナトリウム（結晶）
- 乳化剤
  - ダイズリン脂質

- リボフラビンリン酸エステルナトリウム
- ポリリン酸カリウム
- ポリリン酸ナトリウム
- メタリン酸カリウム
- メタリン酸ナトリウム
- リン酸一カリウム
- リン酸一ナトリウム（結晶）
- リン酸一ナトリウム（無水）
- リン酸二ナトリウム（無水）
- リン酸三ナトリウム（結晶）
- リン酸三ナトリウム（無水）

高井（1983）

なって小腸からのカルシウム，リンの吸収促進，腎からのカルシウムの動員，腎尿細管でのカルシウム，リン再吸収の促進などに働く。

　ビタミンDが欠乏すると骨基質の量に比べて骨塩量が減少し，石灰化障害のために骨塩が沈着しない類骨組織の過剰にみられる状態を招く。エルゴカルシフェロール（ビタミンD_2）が小児のクル病，成人の骨軟化症の治療に用いられる。コレカルシフェロール（ビタミンD_3）もビタミンD_2と同等の生物活

表24 栄養機能食品カルシウムサプリメント（例）

商品名 (メーカー)	原材料名	1粒の重量 ×粒数	1粒中のカルシウム含有量	1日の目安量	その他の栄養成分 (1日目安量当たり)
ネイチャーメイド 「カルシウム・マグネシウム・亜鉛」 (大塚製薬)	貝カルシウム，酸化マグネシウム，セルロース，グルコン酸亜鉛，ショ糖脂肪酸エステル，ビタミンD	780 mg×270粒	166.6 mg	3粒	マグネシウム 250 mg 亜鉛 7.0 mg ビタミンD 5.0 μg
「カルシウムMg」 (小林製薬)	ドロマイト，結晶セルロース，麦芽糖，カルボキシメチルセルロースNa，グリセリン脂肪酸エステル，植物油脂，でんぷん，ビタミンD，ビタミンK	430 mg×120粒	75 mg	4粒	マグネシウム 150 mg ビタミンD 3.7 μg ビタミンK 10 μg
自然のちから 「カルシウム＆マグネシウム」 (サントリー)	食用卵殻粉，キシロオリゴ糖，酸化マグネシウム，ショ糖脂肪酸エステル，セルロース，ビタミンK，ビタミンD	420 mg×120粒	75 mg	4粒	マグネシウム 150 mg キシロオリゴ糖 400 mg ビタミンK_2 200 μg ビタミンD 2.5 μg
「カルシウム＋Mg」 (ヤクルトヘルスフーズ)	ドロマイト，粉糖，殺菌発酵粉末（デキストリン，脱脂粉乳），乳糖，ビタミンK_2含有植物油脂，CPP，植物油脂，ショ糖エステル，サンゴカルシウム，酸味料（クエン酸），香料，ビタミンD	600 mg×180粒	69 mg	6粒	マグネシウム 207 mg 鉄 1.0 mg ビタミンK 50 μg ビタミンD 1.75 μg
「カルシウム」 (ファンケル)	食用ホタテ貝殻粉，でんぷん，DFAⅢはっ酵乳パウダー，ガラクトマンナン，甘味料，セルロース，香料，クエン酸，ビタミンD，ステアリン酸マグネシウム	750 mg×168粒	50 mg	6粒	ビタミンD 2.5 μg ツイントース 500 mg
「カルシウム/マグ」 (DHC)	ドロマイト（炭酸カルシウムマグネシウム），乳糖，フラクトオリゴ糖，カゼインホスホペプチド（乳由来），ビタミンD_3	630 mg×180粒	112 mg	3粒	マグネシウム 192 mg ビタミンD_3 0.5 μg カゼインホスホペプチド 9 mg

性を持つと考えられている。なお，高ビタミンD食品といえば，すぐにシイタケが例に出されるが，小林ら（1992）によれば，最近の市販の乾燥物（干しシイタケはほとんど全て熱風乾燥している）の実際の力価は昔の天干しのものに比べて低く，特に最もよく食べられるハウス物が劣る（表25）。

表25 おもな食品中（可食部）のビタミンD含量

食品名	単位(IU/100g)	食品名	単位(IU/100g)
〔魚類〕		〔その他の魚介類〕	
ウナギ，かば焼き	2,858	イカ，生	0
カレイ，生	2,446	エビ，生	0
ヒラメ，生	2,130	〔水酸練製品〕	
カツオ，塩辛	1,423	カマボコ	46
ウナギ，生	1,070	サツマアゲ	21
マダイ，生	946	魚肉ソーセージ	17
キハダマグロ，生	899	〔キノコ類〕	
キビナゴ，生	813	シイタケ，生，露地物	390
サワラ，生	785	シイタケ，生，ハウス物	73
サバ，生	781	シイタケ，干し	970
カツオ，生	749	マッシュルーム	112
ブリ，生	737	キクラゲ，生	1,821
マイワシ，生干し	736	〔乳類〕	
イワシ，しらす干し	555	牛乳，普通	13
マイワシ，生	544	母乳	13
アジ，生	517	ヨーグルト	34
ヤツメウナギ，生	382	クリーム，生	159
カツオブシ	273	チーズ，ゴーダ	0
キス，生	227	バター	29
タチウオ，生	224	〔卵類〕	
サケ，生	199	全卵	100
アジ，開き干し	185	卵黄	160
ビンナガマグロ，生	180	卵白	0
マダラ・生	176	〔肉類〕	
ホンマグロ（とろ），生	146	牛肉，赤身	0
アナゴ，生	143	牛肉，脂身	0
イカナゴ，生	121	牛肝臓	0
エイ，生	0	鶏肉，ささみ	0
コイ，生	0	鶏肝臓	0
タラコ，生	0	〔藻類〕	
〔貝類〕		コンブ	0
アサリ，生	0	ノリ	0
カキ，生	0	ワカメ	0

小林ら（1992）

3 ビタミンK

　骨の形成に重要な役割を担っているタンパク質の1つとしてオステオカルシンがあるが，ビタミンKが最近このタンパク質の合成に関係していることがわかっている。ビタミンKは元来が血液凝固を促進するビタミンとして有名であったが，それはビタミンKが肝でのγ-カルボキシルグルタミン酸（Gla）を含むタンパクに必須のものであり，またGlaタンパクは凝固に関係するプロトロンビンだけではなく，最近は生体内のあちこちに約10種類が発見されている（表26）。その1つが骨のカルシウムを結合させる一種のノリの役目を持つオステオカルシンというわけである。

　したがって，骨を強くするにはカルシウムやビタミンDだけではなく，必ずビタミンKを多く摂ることが重要である。

　表27は，各種食品中のビタミンK含量を示す。なかでも納豆のKはブロッコリーやホウレンソウなどのもの（K_1：フィロキノンタイプ）とは異なり，生体内でより効果的な微生物由来のK_2（：メナキノンタイプ）で，水溶性タン

表26　ビタミンK依存性タンパクの性状

Gla含有タンパク質	分布	分子量	Gla残基/モル	機能
オステオカルシン	骨	6,000（ウシ）	4	化骨形成
マトリックスGlaタンパク質	骨	9,000（ウシ）	4〜5	化骨形成（？）
アテロカルシン	大動脈弁	80,000（ヒト）	約12	石灰化
腎Glaタンパク質	腎，尿	14,000（ヒト）	2〜3	腎石形成防止
漿尿膜Ca結合タンパク質	漿尿膜	100,000（ニワトリ）	2〜10	骨格形成
神経毒ペプチド	イモ貝の矢毒	2,000（17残基）	5	睡眠作用
精子Glaタンパク質	精子	30,000（ヒト）	14〜4	不明
ミトコンドリアGlaタンパク質	肝ミトコンドリア	59,000（ウシ）		カルシウム結合
プロトロンビン	血漿	72,500（ヒト）	10〜15	セリンプロテアーゼ前駆体
X因子	〃	59,000（ヒト）	0.5〜1	〃
IX因子	〃	57,000（ヒト）	0.3〜0.5	〃
VII因子	〃	45,000（ヒト）	0.05〜0.1	〃
プロテインC	〃	62,000（ヒト）	0.2〜0.5	
プロテインS	〃	69,000（ヒト）	0.3〜0.4	活性型プロテインCの調節因子
プロテインZ	〃	50,000（ウシ）	0.1〜0.2	不明

岩永（1988）

表 27 食品中のビタミン K 含量

食品名	数	ng/g or mL							
		K_1	MK-5	MLK-5	MK-6	MK-7	MK-8	MK-9	MK-10
穀類									
コメ	3	1.4	—	—	—	—	—	—	—
もちゴメ	1	3.5	—	—	—	—	—	—	—
もちゴメ粉	3	0.8	—	—	—	—	—	—	—
コムギ粉（薄力粉）	3	1.5	—	—	—	—	—	—	—
コムギ粉（強力粉）	1	0.9	—	—	—	—	—	—	—
炒りダイズ粉	3	13	—	—	—	—	—	—	—
そば粉	3	68	0.5	3.7	—	—	—	—	—
イモ類									
ジャガイモ	2	4.0	—	—	—	—	—	—	—
油脂類									
マーガリン	5	509	90	—	—	—	—	—	—
サラダ油	3	1479	—	—	—	—	—	—	—
ゴマ油	3	421	—	—	—	—	—	—	—
オリーブ油	3	421	—	—	—	—	—	—	—
種実類									
ゴマ（白）	1	21	3.0	—	—	—	—	—	—
ゴマ（黒）	1	71	4.0	—	—	—	—	—	—
マメ類とその加工品									
炒りダイズ粉	3	368	—	19	2.8	—	—	—	—
豆乳	1	51	—	—	—	—	—	—	—
糸引き納豆	4	100	13	79	330	8636	96	—	—
みそ（乾燥）	4	111	8.2	8.1	2.9	20	5.9	—	—
野菜類									
ホウレンソウ（葉）	2	4785	—	—	—	—	—	—	—
ホウレンソウ（茎）	1	664	—	—	—	—	—	—	—
ネギ（緑）	2	2426	—	—	—	—	—	—	—
ネギ（白色部）	1	49	—	—	—	—	—	—	—
ブロッコリー	2	2050	—	—	—	—	—	—	—
ピーマン	2	298	—	—	—	—	—	—	—
ニンジン	2	40	—	—	—	—	—	—	—
トマトジュース	3	23	—	—	—	—	—	—	—
トマトミックスジュース	3	50	—	—	—	—	—	—	—
キノコ類									
シイタケ	5	—	—	—	—	—	—	—	—
シメジ	3	—	—	—	—	—	—	—	—
ナメコ	3	—	—	—	—	—	4.7	0.2	—
果実類									
オレンジジュース	3	1.0	—	—	—	—	—	—	—
グレープフルーツジュース	3	0.3	—	—	—	—	—	—	—
リンゴジュース	3	1.9	—	—	—	—	—	—	—
グレープジュース	3	2.2	—	—	—	—	—	—	—
プラムジュース	2	6.3	—	—	—	—	—	—	—
パインアップルジュース	1	6.6	—	—	—	—	—	—	—

表 27（続き）

食品名	数	K₁	MK-5	MLK-5	MK-6	MK-7	MK-8	MK-9	MK-10
藻　　類									
アオノリ	3	36	—	—	57	38	—	—	—
アマノリ（あさくさのり）	3	13854	—	—	1.5	—	—	—	—
コンブ	3	663	—	—	8.7	—	—	—	—
ヒジキ	3	3273	—	—	29	12	—	—	—
ワカメ（生）	1	20837	7.4	—	—	—	—	—	—
ワカメ（乾燥）	3	2531	1.8	—	—	—	—	—	—
し好飲料類									
清酒	3	—	—	—	—	—	—	—	—
ワイン	1	—	—	—	—	—	—	—	—
緑茶	4	14280(214)[a]	—	—	—	—	—	—	—
紅茶	3	—	—	—	—	—	—	—	—
コーヒー	4	2620(116)	—	—	—	—	—	—	—
調味料類		195(1.2)							
しょうゆ（濃口）	4	—	—	—	0.9	1.8	1.0	—	—
しょうゆ（蒲口）	2	—	—	—	—	0.1	0.1	—	—
ウスターソース（普通）	3	4.3	0.2	0.1	0.1	1.2	0.3	—	—
ウスターソース（薄口）	3	20	—	1.3	1.1	0.8	0.6	—	—

—：未検出．[a]（　）は1g当たり100mL沸騰水で抽出した場合の値　　　　　　　　板野（1988）

　パクとの複合体として含まれており，吸収されやすく，またその量はほぼ粘り成分と比例することがわかっている（須見，1992）。よく粘る納豆は骨を丈夫にするというわけである。

　ビタミンKを含む特定保健用食品としては，ビタミンK_2（メナキノン-4）を関与成分とする錠菓やビタミンK_2（メナキノン-7）高濃度産生納豆菌を関与成分とする納豆がある。納豆にはイソフラボンも含まれているので，特に更年期の女性の骨の健康の維持に適している食品といえる。

高齢化社会と骨粗鬆症

　2010年の日本の総人口は1億2,806万人であり，現在緩やかな人口減少過程に入っている。今後，2030年には1億1,662万人となり，2050年には一億人を割って9,913万人，2060年には8,674万人になると推計されている（国立社会保障・人口問題研究所編，人口統計資料集2012年版）。一方で，老年（65歳以上）人口は2010年に3,000万人を上回り，2020年には3,612万人，老年人口がピークに達する2042年には3,878万人へと急速な増加を続け，その後は緩やかな減少に転じると推計されている（国立社会保障・人口問題研究所編，日本の将来推計人口（平成24年1月推計））。

　骨粗鬆症による骨折は，脊椎が最も多く，次に多いのは大腿骨頸部，上腕骨近位部，橈骨遠位端であり，その原因の多くは転倒によるものといわれている。特に大腿骨頸部・転子部骨折は要介護（寝たきり）の原因になりやすいので転倒予防対策が重要となる。（厚生労働省，平成22年国民生活基礎調査の概況）2002年における全国調査の年齢群別発生率が変化しないと仮定すると，2020年には約25万人，2030年には約30万人，2042年には約32万人の大腿骨頸部・転子部骨折が発生すると推計されている。

　骨密度は，20歳前後でピークに達し，その後減少する。したがって，若いうちから十分な量のカルシウム，ビタミンD，ビタミンK，さらに，タンパク質，ミネラルなどさまざまな栄養素を摂取することが大切である。

■参考文献

- 高井百合子：「リン酸のはたらき」，p.67，第一出版（1983）
- 日経編集部：日経トレンディ，84，63（1994）
- 岩永貞昭ら：「ビタミンK」，p.90，メディカルジャーナル社（1988）
- 板野俊行ら：ビタミン，62，393（1988）
- 須見洋行：Quark，11，94（1992）
- 天然物・生理機能素材研究委員会編：納豆の機能成分，及び治療，予防に関する研究（1），p.67，日本工業技術振興協会（1995）

食欲，肥満

脳の視床下部腹内側核を満腹中枢，視床下部外側核を摂食中枢と呼び各々の存在が確認されている（図27）。満腹中枢には，ブドウ糖で活性が亢進するブドウ糖受容ニューロン（GNR），摂食中枢には逆にブドウ糖で活性が抑制されるブドウ糖感受性ニューロン（GSN）がある。したがって，ブドウ糖は，満腹物質（摂食抑制物質）である。遊離脂肪酸を投与すると満腹中枢のGRNは抑制され，摂食中枢のGSNは興奮する。したがって，遊離脂肪酸は空腹物質（摂食促進物質）である。そのほか，食欲調節物質と考えられているものに，インスリン，グルカゴン（ポリペプチドホルモン），カルシトニン（ポリペプチドホルモン），エストロゲン（発情ホルモン）および神経伝達物質であるアセチルコリン，ドーパミン，ノルアドレナリン，セロトニンなどがある。また，1975年以降摂食に関連するペプチドが視床下部に多種存在することが明らかになり，それらのペプチドは，摂食を促進するものと抑制するものに分けられる（表28）。これらは視床下部の外側野，弓状核，室傍核などに局在し，複雑な神経回路を形成している。

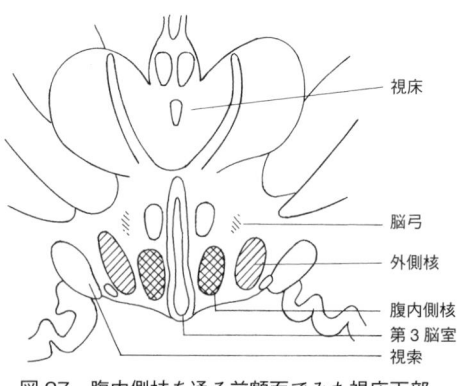

図27　腹内側核を通る前額面でみた視床下部

表28　視床下部に存在する摂食関連ペプチド

	ペプチド	細胞体の局在
摂食促進作用	メラニン凝集ホルモン（MCH）	外側野
	オレキシン（ORX）	外側野
	ニューロペプチド（NPY）	弓状核
	アグーチ関連タンパク質（AgRP）	弓状核（NPYと共存）
	グレリン	弓状核
摂食抑制作用	色素脂肪刺激ホルモン（αMSH）	弓状核
	甲状腺刺激ホルモン放出ホルモン（TRH）	室傍核
	副腎皮脂刺激ホルモン放出ホルモン（CRH）	室傍核
	コカイン-アンフェタミン調節転写産物（CART）	広範囲（弓状核でαMSHと共存）
	コレストキニン（CCK）	背内側核

1　辛味成分

唐辛子を食べると，体が熱く感じたり，汗が出たりする。これは唐辛子に含まれる辛味成分「カプサイシン」によるものである。カプサイシンは1846年に初めて結晶化され，1923年に化学構造が解析された（"R"の部分は脂肪酸）。

現在，このカプサイシンと同様の生理作用を持ち，辛くない成分「カプシエイト」が発見され，その応用が期待されている。

$$\text{カプサイシン} \quad \text{カプシエイト}$$

（構造式：カプサイシン HO-C₆H₃(OCH₃)-CH₂NH-R，カプシエイト HO-C₆H₃(OCH₃)-CH₂O-R）

図28は，ヒトが香辛料辛味成分を摂取した場合のエネルギー代謝量の増大を示したものである。これはトウガラシ，コショウ，ショウガなどのカテコールアミン，特にアドレナリンの分泌および副腎交感神経の働きを高めるためである（図29）。

さて，ここで最近カテコールアミンの関与する体熱産生機構として生体全身に分布する普通の白色脂肪組織（white adipose tissue）に対して表29のような褐色脂肪組織（brown adipose tissue）の重要性が指摘され始めている。というのは，この褐色脂肪組織は交感神経の支配を強く受け，食物を摂取した際の体熱産生とか食事誘発性体熱産生（diet-induced thermogenesis, EIT）に関与する主要器官であると考えられているからである。最近の肥満モデル動物

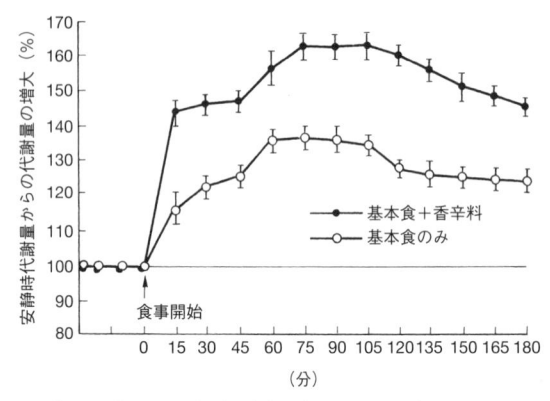

図28 英国の典型的な朝食（基本食，766 kcal）にチリソースとマスタードソースをそれぞれ3 g加えた
Henry & Emerry (1986)

トウガラシとピーマン

　別名「南蛮」とも呼ばれるトウガラシは，16世紀にポルトガル人が日本に伝え，それを豊臣秀吉が倭芥子（にほんからし）として朝鮮半島に広めたとされる（芝峰類説，1613年）。その真相はともかく，キムチや四川料理のあの辛みの歴史は古くて約200年ほどということになる。

　トウガラシを食べると，体が熱く感じたり，汗が出たりする。これはトウガラシに含まれる辛味成分「カプサイシン」によるものである。カプサイシンは，脂肪を燃焼させて肥満を防ぐ他にもいろいろと効能がある。弘法大師の教えの中には，トウガラシを湯に入れて足を浸けると，しもやけ防止に役立つというのがある。また，トウガラシを約10倍の重さの薬用アルコールに一週間ばかり漬け，それを塗ると脱毛症が治るという民間伝承もある。

　さて，案外知られていないのが，トウガラシに含まれるビタミンCである。1497年に喜望峰を回ったあのバスコ・ダ・ガマの一行約160人のうち，ほとんどが壊血病に罹り，3分の1ほどしか戻って来れなかったそうであるが，この一行を救ったのがトウガラシ。トウガラシに含まれるビタミンCは，生で120 mg（レモンの1.2倍）と抜きん出て高く，それも赤く熟れると安定化し，長期間の保存がきく。また，私たちがよく口にするピーマンも同様で，緑色よりも赤色のピーマンの方が優れている。例えば，緑ピーマンに含まれるビタミンCは76 mgであるが，赤ピーマンはその約2.4倍，レモンの1.8倍含まれる。このほか，ビタミンEは緑ピーマンの約5.6倍，カロテノイドは約15倍にもなる。

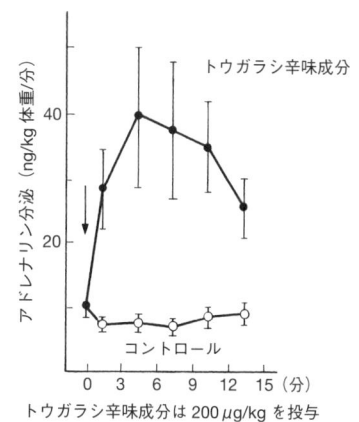

図29 トウガラシ辛味成分投与によるラット副腎髄質からの
アドレナリン分泌のタイムコース

Watanabe (1988)

表29 白色脂肪細胞と褐色脂肪細胞の比較

	白色脂肪細胞	褐色脂肪細胞
存在部位と量	皮下,内臓周囲など,いたるところに存在し,量的にも多い。	肩甲間,腋窩部など特異的に少量局在する。
組織学的特徴	単房性の脂肪滴を含み,ミトコンドリアは少ない。	多房性の脂肪滴を含み,多量のミトコンドリアが存在する。
生化学的特徴	脂肪酸合成やグリセロキナーゼの活性は低い。	脂肪酸合成,グリセロキナーゼ活性が高い。ミトコンドリア内膜にサーモゲニンが存在する。
神経支配の様式	交感神経終末はおもに血管壁に接触している。組織中のノルアドレナリン含量は低い。	交感神経終末と脂肪細胞とのシナプス様接触がある。ノルアドレナリン含量が高い。
生理的応答性と役割	絶食に対応して脂肪動員を行ない,過食で肥大する。エネルギー源の貯蔵場所。	絶食に対する応答性は悪いが,長期の過食や寒冷順化で過形成が起こる。非ふるえ熱産生を行う主要部位。
形 態	核 ミトコンドリア 脂肪	ミトコンドリア 核 脂肪

河田 (1992)

でも，この組織の機能低下が報告されている（Trayhurn, 1986；Yoshida, 1991）。

また，褐色脂肪組織における熱産生能力は，そこに特異的に存在する分子量32,000のタンパク質であるサーモゲニン（アンカップリングプロテインとも呼ばれる）量に比例するが，河田ら（1991）はその量がサッカリンのような甘味料やマスタードのような味覚，嗅覚刺激の強いと思われる物質を食べることでより多く誘導されることを明らかにしている。つまり，味覚，嗅覚などの摂食に関わる感覚刺激が日常的な全身的エネルギー代謝，つまり肥満と深く関係しているわけである。

■参考文献

- Henry, C. K. and Emery, B. : *Hum. Nutr., Clin. Nutr.* 40 C, 165（1986）
- Watanabe, T., et al. : *Am. J. Physiol.*, 255, E23（1988）
- Trayhurn, P. and Nicholls D. G. : "Brown Adipose Tissue", Edward Arnold Publishers（1986）
- Yoshida, T. : "Dietary Factors and Control", p. 97, Kager, Basel（1991）
- Kawada, T., et al. : *J. Agar. Food Chem.*, 39, 651（1991）
- 河田照雄：臨床栄養, 81, 533（1992）

疲　労

疲労は，長時間のデスクワークや精神的な緊張などによって起こる「精神疲労」とスポーツや体を動かす作業によって起こる「肉体疲労」がある。健康な状態であれば，十分に栄養と休息を取ることにより健康な状態に回復する。しかし，いくら休んでも「疲れ」が取れない状態が続くと身体に「疲労」が蓄積していくことになる。

現在，抗疲労食品で特定保健用食品になっているものはないが，疲労やストレスの予防・解消は，社会人だけでなく，幅広い職業，年齢層で関心が高く，今後大いに期待される分野である。

1　抗酸化物質

疲労発生の原因の１つに活性酸素がある。活性酸素は，細胞の異常や細胞死，DNA 損傷を引き起こし，体内に老廃物を増加・蓄積させる。最近の研究では，この活性酸素の発生を抑えることで疲労しにくくなるということが明らかになってきており，これらを抑制・除去するのに抗酸化物質が活躍する。

抗酸化物質の多くは，日常摂取する野菜や果物に多く含まれているビタミンやフィトケミカルなどがある。また，抗酸化物質の働きを助け，その効果を高めるミネラルもある。（第Ⅲ編　活性酸素と脂質の過酸化抑制参照）

▶イミダゾールジペプチド（図 30）

近年，抗疲労物質として注目されている物質である。イミダゾールジペプチドとは，ヒスチジン（または1-メチルヒスチジン）とβ-アラニンのジペプチ

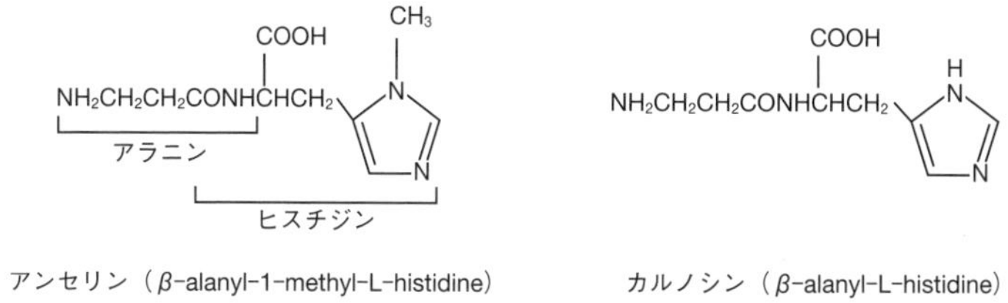
COOH
CH3
NH2CH2CH2CONHCHCH2
N
アラニン
ヒスチジン
アンセリン（β-alanyl-1-methyl-L-histidine）
COOH
H
NH2CH2CH2CONHCHCH2
N
カルノシン（β-alanyl-L-histidine）

図 30　イミダゾールジペプチド

ドである「アンセリン」と「カルノシン」のこと。これらを摂取すると、血液中で速やかに単独のアミノ酸に分解され、骨格筋中で「カルノシン」に再合成されるが、その際、イミダゾール基による抗酸化作用が発揮されると考えられている。

イミダゾールジペプチドは、様々な種類の脊椎動物の骨格筋中発見されているが、渡り鳥やマグロやカツオなどの回遊魚の骨格筋中に多く含まれている。抗疲労効果を期待する場合、1日に200〜400 mgを継続摂取することが理想とされており、我々が日常摂取する食品では、鶏胸肉があり、60〜100 g中に400 mg含まれていることが分かっている（清水惠一郎ら、2009）。

2 ドリンク剤

健康食品で最も売られているのは、各種のドリンク剤であり、その多くが疲労回復を効能にあげている。しかし、田村ら（1987）の動物実験（水泳持続時間）では数種の市販のドリンク剤をマウスあるいはラットに飲ませた場合、「疲労回復」どころか、むしろ体力を低下させたという成績を報告している（表30および31）。一方、マウスへの各種漢方薬の実験で効果のあったという斉藤ら（1984）の成績を表32に示す。彼らはマウス（ddy-系、体重23〜25 g）を4時間振盪（129回/分、振幅12 cm）するというストレス刺激負荷による症状・行動の変化に対する各種薬物の影響を観察した。この条件下で直腸温（RT、ストレス刺激による体温の変化を指標とする）、傾斜板試験（SA、躯幹

表30 アンプル剤を飲んだマウスの水泳持続時間（分）

No.	ユベロン内服薬	ヘルスロングアンプル	ヘルタス内服液	サモン液	リキホルモ内服液	水道水
1	4	11	5	4	20	13
2	13	14	41	2	6	20
3	10	19	3	21	9	25
4	16	20	3	13	20	19
5	12	13	20	26	11	26
6	13	32	10	2	30	18
7	3	3	14	16	32	24
8	10	3	17	17	18	12
9	16	4	7	26	15	26
10	6	5	5	12	20	13
平均	10.3	12.4	12.5	13.9	18.1	19.6

田村ら（1987）

表 31 ドリンク剤を飲んだラットの水泳持続時間（分）

	ローヤル ゼロントB	ハイポリタンD	ローゼリー	リポビタンD	水道水	マミアン
5匹の平均	9.8	12.2	14.0	14.4	18.0	21.4

田村ら（1987）

表 32 疲労回復効果

薬物用量 (mg/kg, p.o.)	時間(分)	RT	SB	SA	RR	EM L	M	N	MA
安息香酸ナトリウム＋カフェイン	30	(↑)	↑	(↓)	(↓)	↑	↑		↑
10, 20, 40, 80	120	↓	(↑)	↑	↓		↑	↑	↑
グルコース	30			↑					
125, 250, 500, 1000	120		(↑)	↑		(↑)			↑
人　参	30	↑	↑	↑	↑				
125, 250, 500, 1000	120	↑	(↑)	↑			↑		↑
田七人参	30			↑	↑				
125, 250, 500, 1000	120		↑				↑		↑
竹節人参	30								
125, 250, 500, 1000	120								
五　加	30	(↑)		(↑)	(↑)				
125, 250, 500, 1000	120								
刺五加	30			↑					
125, 250, 500, 1000	120							↓	
独　活	30		(↑)	↑					
125, 250, 500, 1000	120		↑						↓
大　蒜	30	(↑)	↑	(↑)	↑				
125, 250, 500, 1000	120	(↑)	↑	↑	↑	↑			↑
淫羊蒜	30	↑	(↑)		(↑)				
125, 250, 500, 1000	120								↑

薬物の水エキスは振盪直後に与える。
↑：疲労回復促進効果を示す（$p<0.05$）
↓：疲労回復遅延効果を示す（$p<0.05$）
（　）：対照群に対し $p<0.10$ を示す。

斉藤（1984）

疲労の評価法

　運動をすると筋肉内に乳酸が蓄積することから，乳酸は疲労物質とされてきたが，現在では，乳酸はエネルギー源とするのが常識となっている。

　疲労物質は今のところ不明であるが，近年，細胞内に老廃物や活性酸素が増えると細胞内に疲労因子（Fatigue factor：FF）が誘導されることが明らかにされた（Kondo, K., International Conference on Fatigue Science, 2008）。FF は，ヒトの末梢血でも測定可能であり，疲労を客観的に測定・評価する指標になると期待されている。

緊張度), 握力測定 (SB, 握力), 回転棒試験 (RR, 運動協調性), および探索動作 (EM), 自発運動 (MA) の測定の結果, 体温は下降, 躯幹緊張度・握力・探索動作・自発運動の低下, 運動協調性障害が認められ, 振盪後4時間でほぼ正常状態に回復するが, 薬用人参, 田七人参 (*Panax peseudoginseng*) やニンニク (*Allium sativum forma pekinense*) エキスを経口投与したものでは疲労回復促進効果がみられた。これは, おもにサポニン成分 GRg1 やフラクトースによるものと考えられている。また, 彼らはエゾウコギ (*Syringaresinol diglucoside*) にも疲労回復促進効果を認めている。

③ ドーピング

疲労感の減少や競争心の高揚を悪用するのが, IOC 医事委員会の禁止しているドーピングである。もともとこの語源はアフリカ東南部の原住民 (Kafiia 族) の方言 "dop" からきたもので, 興奮剤として使われた "schnaps" (アルコール飲料) を意味する。

表33は, 代表的な薬剤をあげるが, ペプチドホルモンから生薬を含めると計300を越えるものがある。食物と関係するものとしては, 古くは中米や南米, あるいはアフリカの原住民の間で山旅とか狩猟あるいは戦いなどに体力や勇気を高めるために使われた cola nut, coca, きのこ類などの植物がある。また, 古代ローマでの二輪車の競技 (chariot) では, 勝つために蜜と水を混ぜて作ったもの (hydromel) を馬に与えたという記録がある。ヨーロッパでは古くから蜜を発酵させた飲み物 (mead) を新婚の男女に与える習慣があった。これは "ハネムーン" の語源ともなっている。

なお, 食品に含まれるアルコールは適量では不安感消失などの利点を持つが

表33 ソウルで IOC が禁止した薬物

興奮薬 (45)	カフェイン (アンフェタミン, エフェドリン, コカイン, ストリキニーネ)
麻薬性鎮痛薬 (19)	メタドン (モルヒネ, コデイン)
タンパク同化ステロイド (15)	スタノゾール, テストステロン
利尿薬 (15)	フロセミド
ベータ遮断薬 (19)	アテノロール, メトプロロール

左の ( ) 内は薬の種類, 計103種, 右は代表例, 右の ( ) は古いもの

本来の作用は中枢抑制で，外見上の興奮は精神身体機能の増加にはならず，細かい動作，能率，精度は低下し，運動能力は低下する．また，慢性中毒と依存形成の危険がある．また，コカインは，中枢作用による疲労感を除去，渇感の抑制のほか，一種の陶酔を伴う精神興奮状態を起こすが，連用すると禁断症状が現われるようになる．

■参考文献
・清水惠一郎ら：薬理と治療，37，225（2009）
・田村豊幸：「薬は毒」，p.235，農山漁村文化協会（1987）
・斉藤　洋：「漢方薬と行動」，p.227，朝日新聞社（1990）
・井村裕夫ら編：「続天然物と生物活性」，東大出版会（1984）
・南谷和利：体育の科学，39，168（1989）
・スポーツ科学委員会：「ドーピングガイドブック」，日本体育協会（1972）
・朝比原一男：「スポーツ医学」（第2章　スポーツとドーピング），p.339，杏林書院（1989）

認知症，記憶学習能低下予防

　世界保健機関（WHO）は，2012年約3,560万人いる世界の認知症患者数が2030年に6,570万人と倍増，2050年までに3倍の1億1,540万人に達するとする報告書を発表した。我が国においても，認知症患者は，急速な高齢化に伴い増加し続けており，2030年には350万人に達すると予測されている。実に10人に1人の割合である。さらに，患者1人につき3人の介護人が必要とされることから，2030年には1,000万人以上が介護に関わらなくてはならなくなるという，重要な課題となっている。

　我が国で多い認知症は，多発梗塞性認知症とアルツハイマー型認知症である。以前は，前者のいわゆる脳血管生認知症が代表的な原因疾患であったが，現在では，アルツハイマー型認知症患者の割合が過半数を超えている。2010年時点における患者数は約116万人であり，2015年には142万人，2025年には220万人に達すると推定されている（2008年患者調査，厚生労働省）。

　脳血管性認知症については血行障害に起因するという原因が明確なことから，すでに述べた血栓溶解あるいは凝血抑制に働く物質で，理論的にその発症を未然に防ぐことは可能である。一方，アルツハイマー型認知症は，根本的な治療法がなく，脳内に不足している物質を補う薬物治療によって記憶障害の進行を遅らせているのが現状である。また，その原因そのものも明らかになっておらず，患者の脳にβアミロイドが多量に蓄積していることから，これが神経細胞に毒性として働き，認知機能の低下，さらには神経細胞を死滅させて発病させるという「アミロイド仮説」が提唱されている。この仮説に基づき，新規認知症治療薬の開発などが進められている。また，脳循環改善薬や脳代謝賦活薬などによる薬物療法（表34）あるいは「コリン仮説」に基づいた治療も試みられている。アセチルコリン（Ach）の供給を増やす（前駆物質），Ach受容体機能を高める（後シナプス受容体のアゴニスト）あるいはAch不活性化を阻止する（代謝酵素阻害物質）といった薬物療法である。

表34 最近のおもな脳代謝賦活循環改善薬

	一般名(商品名)	脳血管拡張	脳代謝賦活	血小板凝集抑制	作用特性
脳循環改善薬					
Ca拮抗薬	塩酸ニカルジピン(ペルジピン)	○		○	ジヒドロピリジン系Ca拮抗薬
キニン系薬物	カルジノゲナーゼ(カルナクリン)	○			微小循環速度の昂進
パパベリン様作用薬	シンナリジン(アブラクタン)	○			抗Ca作用
〃	マレイン酸シネパチド(ブレンディール)	○	○	○	赤血球変形能改善
〃	フマール酸ベンシクラン(ハリドール)	○	○	○	血管平滑筋弛緩作用
ピペリジノーアルカノール誘導体	酒石酸イフェンプロジル(セロクラール)	○	○	○	α-受容体遮断薬,ミトコンドリア呼吸機能賦活作用
麦角アルカロイド	ニセルゴリン(サアミオン)	○	○	○	α-受容体遮断薬,グルコース取り込み促進
〃	メシル酸ジヒドロエルゴトキシン(ヒデルギン)	○	○	○	α-受容体遮断薬,生体アミン機能の調節
ビンカアルカロイド	ビンポセチン(カラン)	○	○	○	赤血球変形能改善
キサンチン誘導体	ペントキシフィリン(トレンタール)	○	○	○	赤血球変形能改善
〃	プロペントフィリン(ヘキストール)	○	○	○	脳虚血保護作用
そのほか	塩酸ビフェメラン(アルナート,セレポート)	○	○		ノルエピネフリン取り込み阻容
脳代謝賦活薬					
GABA類似物質	GABOB(ガミベタール)		○		脳内酸素消費量の増加
〃	ホパンテン酸カルシウム(ホパテ)		○		脳内グルコース代謝促進
そのほか	メクロフェノキサート(ルシドリール)		○		脳内グルコース代謝促進
	塩酸アマンタジン(シンメトレル)		○		ドーパミン合成促進
	イデベノン(アバン)		○		脳内グルコース利用昂進
	塩酸インデロキサジン(エレン,ノイン)		○		セロトニン,ノルエピネフリン取り込み阻害
	マレイン酸リスリド(オイナール)		○		抗パーキンソン薬

諸活,山本(1989)

　ドコサヘキサエン酸(DHA)は魚介類の油からとられ,エイコサペンタエン酸(EPA)と同じようなn-3高度不飽和脂肪酸の1つである。これは脳細胞の神経伝達物質放出にかかわるシナプトゾームやタンパク合成にかかわるマ

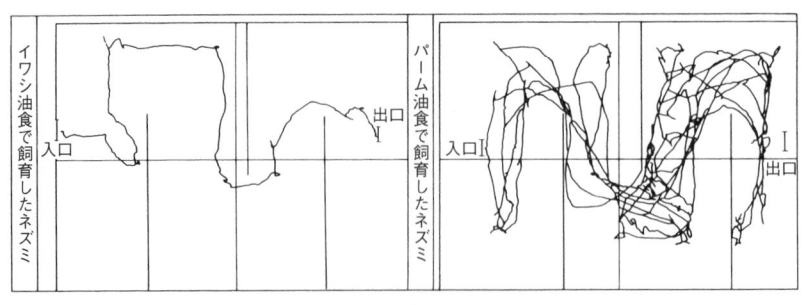

図31 ラットの「迷路実験」結果

イクロソームに多く分布することから，神経成長因子と関与することが推測されている。図31はラットの「迷路試験」の結果である。DHAが多く含まれるイワシなど魚油を使ったエサ（A食）と，n-3高度不飽和脂肪酸をほとんど含まない食物性のサフラワー油やパーム油を使ったエサ（B食）群で比較した場合の迷路出口を見つける速さを比較したものであり，A食ラットがはるかに優れていることを示す。そのほか，同様に「明度弁別能試験」でも，B食ラットがミスを犯しやすく，逆にA食ラットの方が正確率が高いことが確認されている。DHAは記憶学習能の低下，さらには痴呆症の予防に役立つものと期待されている。

DHAは肉類や野菜類にはほとんど含まれておらず，魚介類や海藻類に多い。なお，市販されている栄養補助食品のEPAはイワシなどの大衆魚の油を原料として作ったもので，その中にも10％程度のDHAが混在する。

EPAは魚ばかりではない

背中の青い魚に多く含まれているというEPAは主としてC2位のみがエステル結合しているトリグリセリドの分子形態である。したがって，この形態での精製を進めてもEPAの純度は最大限度30％止まりである。魚油由来のEPAは安定した供給が難しいだけでなく，魚臭さが抜けにくい。不純物が多いというのはそれだけではすまない。生体にとって有害な過酸化物もできやすくなってくる。そのため，現在クロレラ，藻類あるいは糸状菌などの培養によるEPA生産や酵素的に生産する方法が検討されつつある。

最近では，ヤマイモなどに多く含まれるジオスゲニンにアルツハイマー型認知症の症状を軽減する働きがあることが明らかになっている（Tohda et al., 2012）。これは，アルツハイマー型認知症の症状を有するマウスを用いた動物実験で明らかになったものであるが，患者に典型的にみられる神経細胞の軸索の変性が正常に近い状態に戻り，マウスの記憶力に改善がみられたというものである。さらに病気の原因となる β アミロイドも約 70% 減少したという。

また，ある種の香り成分がアセチルコリンエステラーゼ（AchE）を阻害す

DHA

目は神経の塊で，唯一外から見える脳ともいえる。ヒトの器官の中では最も成長が早く，ほぼ 12 歳で完成してしまう。つまり，キャピキャピの女子大生でも，実は目の働きはすでに老化現象が始まっているのである。目をずっと良く保つということは，頭もボケないということにつながるかもしれない。

さて，目といえば，第二次世界大戦中の我が国軍部の研究がある（元陸軍技師・岩垂荘二，「機能性食品」，1994 年）。

上空で戦闘機が爆撃機を迎え撃つには，飛行機の機能とともに，暗がりでいかに早く敵を見つけられるかという飛行士の視力が問題となってくる。当時，大学医学部の教授を集めて，まじめに検討した結果は「フクロウが魚の目をよく食べるのだから，人間にも魚の目がよいはず」ということ。そこで，"ミンタイ"の目の粉末が，夜間視力増強目的の航空糧食として開発された。ハムラビ法典ではないが「目には目を」である。

この研究は，近年の DHA（ドコサヘキサエン酸）の研究に引き継がれている。DHA は，中性脂肪の低下を促し，虚血性心疾患等の生活習慣病予防に働くことから特定保健用食品としても認可されている。また，記憶・学習能の亢進効果があり，"ブレインフーズ"としても注目されている。日本人の食事摂取基準 2010 年版では，「目標量では，EPA 及び DHA を 1 g/日以上摂取することが望ましい」としている。DHA は，イワシやサバなどのいわゆる青い背の魚（青魚）に多く含まれているので，何も加工されたサプリメントや特定保健用食品で摂る必要はないと思われる。また，注意しなければならないのは，DHA が不飽和脂肪酸の一種であり，ほかの油類と同様に酸化されやすいということである。口に入れる際は新鮮なもの，そして酸化を防ぐビタミン C や E を一緒に食べることである。

ることで脳内のアセチルコリン濃度を上昇させ，コリン作動性神経の機能低下を防止することでアルツハイマー型認知症による機能障害が改善されたという報告もある（Miyazawa, 2001；学校法人近畿大学，2011）。AchE 阻害活性を有する香り成分は，ハッカ，ラベンダー，グレープフルーツ，ティートリー系の精油によるものがある。香り成分には，リラクゼーション効果やリフレッシュ効果もあることから，今後新たな治療法が期待できる。

脳に効く食べ物

　脳の重さが体重に占める割合は，生まれたばかりの赤ちゃんが最も高く，6才ぐらいで，ほぼ大人の脳に近づくとされる。重さだけでなく，大人と子供では質も違ってくるため，おのずから"最も頭がよく働く年齢"というのがある。

　アメリカのレーマンという学者は「物理・化学・発明・交響曲の作曲などの分野における最高傑作は，30～35 歳の間に作られている」とした。もちろん経験を要する仕事の場合は，別のファクターも加味される訳だが，それでも 400 件の資料を基にしたオランダのドーランドという学者の統計では「人生最善の業績は，芸術家では 50 歳，政治家・医師では 52 歳，哲学者では 54 歳，数学者では 56 歳，歴史家では 57 歳，法律学者では 58 歳」なのだそうだ。

　脳の働きは，ブドウ糖，アミノ酸，ビタミン B 群の 3 種類の栄養素，それに酸素量でほとんど決まってくるが，そのほかに食べて脳に働く成分もある。その 1 つが GABA（ギャバ）である。GABA の正式名称は「γ-アミノ酪酸（Gamma-Amino Butyric Acid）」。GABA は，脳内で抑制系神経伝達物質として働くとともに，脳内の血流をよくし，酸素供給量を増やす，脳細胞の代謝機能を高めるといった働きがある。つまり，学習の効率を高める可能性があるということ。GABA は，米の胚芽に多く含まれるため，白米よりも玄米や発芽玄米，胚芽米を利用するとよい。また，血圧を下げる働きから，特定保健用食品の関与成分ともなっている。

■参考文献

・Tohda, C., et al.: Scientific Reports. 2, Article number : 535（2012）
・Miyazawa M.: Nat. Prod. Lett., 15, 205（2001）
・学校法人近畿大学，特許番号 4878748（2011）

エイズ (AIDS), そのほか

　原因病原体である HIV (human immunodegiciency virus) は, 内側に遺伝子としての RNA とウィルスコア (芯) を形作る gag タンパク質逆転写酵素がある (図32)。外側には env 糖タンパク質が, 細胞由来の脂肪二重層に埋め込まれて存在する。env タンパク質はさらにウィルス膜の外側に突き出ている gp 120 (glycoprotein, 120 kDa) とウィルス膜の中にはまり込んでいる gp 41

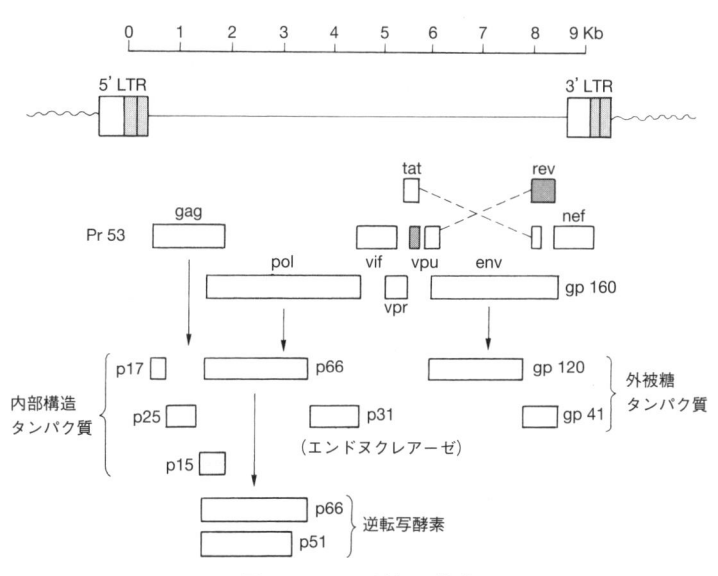

図32　HIV の遺伝子構成

LTR：ウイルス遺伝子の複製・転写を調節する配列を持つ。タンパク質はコードしない。
gag：ウイルスコアタンパク質の遺伝子
pol：ウイルスの逆転写・DNA への組込みに必要なタンパク質群の遺伝子
env：エンベロープ (ウイルスタト被) を構式するタンパク質
vif：ウイルスの感染効率を上げるタンパク質の遺伝子
rev：ウイルスタンパク質群の発現制御
fat：ウイルス遺伝子の複製を促進する因子
nef：ウイルス産生を抑制する因子
vpv：組織培養の系でウイルスの病原性にほとんど影響を与えないので機能は不明
vpu：ウイルス粒子の放出を促進する因子

星野 (1989)

の糖タンパク質からなる。そしてHIVの感染過程の第一歩は，envタンパク質のgp 120がhelper T細胞の表面マーカーであるCD 4抗原と結合すること（吸着）により開始される。

現在，天然成分で抗エイズ作用を持つものといえば，まずグリチルリチン，硫酸化レンチナン，ヘパリンそして硫酸多糖があげられるが，これらは臨床で一番使われているAZT（azidothymidine）（これは逆転写の際にウィルスDNAに取り込まれDNA鎖の伸長を阻害）とは作用点が異なり，ウィルスが吸着するところを阻害する。そして，一般に分子量が大きいほど，また硫酸含量の多いほどその作用も強いことがわかっている。

▶ グリチルリチン　漢方薬でもある甘草の甘味成分であるが，構造上は一種の植物性ステロイドである。肝臓の薬（強力ミノファーゲン）であると共に抗エイズ効果がある。

▶ ヘパリン　動物臓器に含まれる硫酸多糖で一般には抗凝固剤として使用されている。

▶ 硫酸化レンチナン　シイタケの多糖類レンチナンを硫酸化したものである。

▶ 硫酸多糖　海藻に多く含まれるカラゲナン，アルギン酸など，糖組成で種々のものがあるが，合成で大量生産できるデキストラン硫酸は我が国のあるメーカー（コーワ）で作られたものがアメリカのエイズ患者にヤミルートで流れたということで新聞を賑わしたこともある。

■参考文献

・諸沢隆嗣，山本敏文：化学と工学，42，1318（1989）
・鈴木平光：Medical Tribune, 2, 36（1991）
・星野洪郎：化学と工学，42，1356（1989）

Ⅲ　食品の機能性と機能性素材

機能性素材

1　機能性糖質

　表1に示すように，単糖アルコール，二糖類からオリゴ多糖類まで種々の機能性糖質が実際に利用されている。これらの多くは口腔内細菌の一種で虫歯形成のおもな原因と考えられている Streptococcus mutans が利用できないうえに，本菌の産生する不溶性グルカン合成酵素の活性を阻害するという性質を示すので，虫歯予防効果がある。また消化酵素による分解を受けず，したがって吸収されずに大腸に至って Bifidobacterium adolescentis, B. infantis そのほかのビフィズス菌の増殖を促進することによって腸内細菌叢を改善し，健康上好ましい効果が期待できると考えられている。

表1　機能性糖質の性質と利用

	化学的構成	生物学的機能	利用性 (甘味度は ショ糖比)	応用例
[二糖類] パラチノース	ブドウ糖（α-1, 6) 果糖	S. mutans 発酵性 -S. mutans 発酵 性グルカン生成-	虫歯予防 甘味度1/3	チューインガム， チョコレートの甘 味料
マルチトール	ブドウ糖-ソルビトール ル (=ブドウ糖-還元ブドウ糖)	低カロリー性（ショ 糖×1/20）非う蝕 性	虫歯予防 甘味度7/10	低カロリー甘味科 (特殊栄養食品に 認可) 一般用シュガーレス 甘味料（米国 FDA認可)
イソマルトース	ブドウ糖（α-1, 6) ブドウ糖（通常の供給 形態はブドウ糖, イ ソマルトトリオース 等の配合物)	R. mutans 発酵性— S. mutans グルカ ン生成— アミラーゼ糖消化性 (マルトース×1/10)	虫歯予防 腸内細菌叢改善	家畜乳仔期飼料の原 料，イソマルトオ リゴ糖はシューク の甘味料や養豚用 飼料など
ラクチュロース	ガラクトース（β-1, 4）果糖	Bifidobacterium 増 殖活性	腸内細菌叢改善	医薬品
ラクチトール	ガラクトース-ソルビ トール	糖消化性	腸内細菌叢改善	

表1（続き）

	化学的構成	生物学的機能	利 用 性（甘味度はショ糖比）	応 用 例
[少糖類]				
フラクトオリゴ糖（ネオシュガー）	果糖（β-2,1）果糖（α-2,1）ブドウ糖など果糖が2個以上連結したもの（ショ糖にβ-フルクトシダーゼを作用させる）	*Bifidobacterium*増殖活性，難消化性，低う蝕性	腸内細菌叢改善	機能性飲料，家畜飼料用原料
マルトオリゴ糖（カップリングシュガー）	マルトシルシュクロース，マルトトリオシルシュクロース，グルコシルシュクロース，マルトテトラオス等を含む（でん粉とショ糖の混液にシクロデキストリン合成酵素等を作用させる）	*S. mutans*発酵性―*S. mutans*グルカン生成―	虫歯予防甘味度1/2	キャンディー，ジャム，クッキー，ゼリーの甘味料
ガラクトオリゴ糖	1～4×ガラクトース（β-1,6)-ガラクトース（β-1,4）ブドウ糖 1～4×ガラクトース（β-1,4)-ガラクトース（β-1,4）ブドウ糖（乳糖にβガラクトシダーゼを作用させる）	*Bifidobacterium*増殖活性，難吸収性	腸内細菌叢改善	育児粉乳，経腸管栄養
ダイズオリゴ糖	ダイズ中の可溶性糖の総称で，主成分はスタキオース，ラフィノース（オリゴ糖）とショ糖	*Bifidobacterium*増殖活性，難消化性	腸内細菌叢改善甘味度2/3	甘味料
キトサンオリゴ糖		乳酸菌増殖促進		
キシロオリゴ糖				
[糖アルコール]				
エリスリトール	4単糖アルコール（茸，果実類に存在）（ブドウ糖を酵母で発酵して作る）	尿，および糞中にほぼ全量排泄される	低カロリー性甘味度3/4	テーブル甘味料チョコレート，チューインガムの甘味料
キシリトール	5単糖アルコール（茸，果実類に存在）（キシロースを還元して作る）	インシュリン非依存性細胞透過，難吸収性	血糖非上昇性甘味度2/3	医薬品（輸液，注射液）ダイエット用甘味料（欧米）

2 食物繊維

食物繊維については，分析法との絡みから，現在国際的（FAO，FDA）には「ヒト消化酵素による加水分解を受けない食用の動植物の構成成分の総体をいう」と定義されている。

狭義には，植物食品に由来するセルロース，ヘミセルロース，キシランなどの高分子不溶性多糖とリグニン，ペクチン，コンニャクマンナン，アルギン酸などの高分子水溶性多糖，耐消化性デンプンを意味するが，広義には，動物性多糖，難消化性デキストリンやポリデキストロースのような低分子水溶性多糖，糖アルコールや難消化性オリゴ糖などが含まれ，一般市場で使われている（表2および3）。

表2 食物繊維の性質と利用

	化学的構成	生物学的機能	利用性	応用例
純化食物繊維類				
(1)ホモグルカン類				
セルロース	ブドウ糖（β-1, 4）	非消化性，吸水性	健康食品，食品添加物	
寒天	ブドウ糖 ガラクトース（β-1, 4）アンヒドロガラクトース（=アガロース）アガロース硫酸，グルクロン酸等（-アガロペクチン）	ゲル形成性，非消化性，可逆性ゲル形成		ゼリー基材，食品添加物等
カラギーナン	ガラクトース硫酸（β-1, 4）ガラクトース硫酸			歯磨き，果子類の安定材，分散材
キチン	N-アセチルグルコサミン（β-1, 4） N-アセチルグルコサミン	低刺激性，非消化性	凝集性，保湿性	ビスケット，人工皮膚，化粧品
(2)ヘテログルカン類				
グアーガム（ガラクトマンナン）	1/2 ガラクトース（6, 1-α） マンノース（α-1, 4）マンノース		増粘材	アイスクリーム安定材，めん類増粘材
ローカストビーンガム	1/4 ガラクトース（6, 1-α） マンノース（α-1, 4）マンノース			
グルコマンナン	マンノース（1, 4-β） マンノース（1, 4-β） グルコース（1, 4-β）グルコース	非消化性（原末は水溶性）	アルカリ性加熱で不溶性化，吸水膨潤性	こんにゃく

表2（続き）

	化学的構成	生物学的機能	利用性	応用例
(3)ウロン酸多糖				
ペクチン	ラムノース-ガラクツロン酸（α-1,4）ガラクツロン酸アラビノガラクタン，等	糖>50%でゼリー化（メトキシル7%以上），Caイオンでゼリー化（メトキシル7%以下）	ガラクツロン酸のメチルエステル化によりゼリー化条件決定	ジャム，マーマレード，ゼリー，乳酸菌飲料
アルギン酸	マンヌロン酸鎖-グルロン酸鎖		粘液形成性，糸状ゲル化性	アイスクリーム，ジャム，ケチャップの増粘安定剤，乳化剤，手術用糸
(4)芳香族炭化水素重合体 リグニン	フェニールプロパノイド重合体	胆汁酸類排泄性，芳香族系汚染物排泄性	芳香族化合物吸着性	自然食品中に存在
合成多糖体類				
ポリデキストロース	ブドウ糖—還元ブドウ糖—クエン酸集合体	非消化性，排便促進性，（血清脂質正常化，血糖抑制）	水溶性，難消化性	機能性飲料等
ファイバロン	ガラクトース分枝-直鎖マンナン	非消化性等	水溶性	機能性飲料等
カルボキシメチルセルロース（CMC）	セルロースをカルボキシメチル化したもの	非消化性	水和性，増粘性	アイスクリーム，ソース，飲料添加物
天然食物繊維類				
寒天	海藻由来			ところてん，ようかん等
こんにゃくマンナン	こんにゃくいも由来	血清脂質改善効果の可能性	非消化性	板こんにゃく，しらたき
難消化性デキストリン	ジャガイモでん粉の消化残成分	整腸作用，インシュリン節約効果	水溶性，難消化性	健康食品
セルロース	木材精製セルロース成分	整腸作用，血糖上昇抑制作用，血清脂質改善作用の可能性	難消化性，吸水性	食品添加物，ファイバーウエハース，健康食品等
オートムギふすま	天然食品等由来			ファイバークッキー，クラッカー，フレーク等の健康食品
コムギふすま コーンファイバー ダイズ繊維 リンゴ繊維 ビール酵母食物繊維 パインファイバー バナナ繊維 ライムギ繊維 柑橘繊維 植物種子繊維 果実野菜繊維 根菜繊維	↓	↓	↓	↓

西宗（1992）

表3 食物繊維入り加工食品

形態	商品名	メーカー	規格	特徴
飲料	ライトジョア	ヤクルト本社	125 mL	ポリデキストロースペクチン 1.8 g
	ファイブミニ	大塚製薬	100 mL	ポリデキストロース 5 g
	セブンデイズ	エルビー	240 mL	ポリデキストロース 5 g
	べっぴんどりんく	雪印ローリー	100 mL	ポリデキストロース 2.5 g
	ホワイトドリンク	資生堂	190 mL	ペクチン 1.6 g
	ファイバーアップ	ネッスル	125 mL	数種類の繊維 5 g
	ビーキャン	日清製油	135 mL	ポリデキストロース 5 g
	オハー	ダイドードリンコ	100 mL	ポリデキストロース 5 g
	ファイバー&プルーン	宝酒造	140 mL	ポリデキストロース 5 g
	KAGOME 5×1	カゴメ	140 mL	ミネラル,ビタミン B・C・E
	みんなのたあ坊	サンリオ	120 mL	食物繊維 5 g
	ファイバライス	JR 東日本	190 mL	食物繊維 5 g
	すこやか	森永乳業	200 mL	食物繊維入り
	ファイバー入りウーロン茶	味の素ゼネラルフーズ	180 mL	食物繊維 2 g
	Be-up	協同乳業	200 mL	食物繊維 4.5 g
	オリゴハーブ・レモングラス	明治製薬	72 mL	天然食物繊維 1 g
	ファイバーアセロラ・ホワイト	カネボウ食品	155 mL	天然食物繊維 5 g
	スーパー・ソイ	紀文ヘルスフーズ	200 mL	植物性タンパク+食物繊維
	イネス (INES)	サントリー	120 mL	食物繊維 6 g
	サラダドリンク	日清製油	200 mL	食物繊維 2.9 g
	ビフィール	ヤクルト本社	100 mL	食物繊維 2.5 g
	ファイバーレモネ	ポッカコーポレーション	140 mL	食物繊維入り
	ブラッシー・ハイ・ドリンク	武田食品工業	160 mL	食物繊維 5 g
	大陸美人	武田食品工業	190 mL	食物繊維 5 g
	飲むヨーグルト ファイバーエース	明治乳業	100 mL	食物繊維 2.5 g
	イーツ	伊藤園	165 mL	食物繊維+オリゴ糖
	シトラップ	三楽	100 mL	食物繊維 5 g
	ファイビー	近畿コカコーラボトリング	120 mL	食物繊維入り
菓子	ファイベックス	ロッテ	105 mL	食物繊維 5 g
	ファイバークラッカー	東鳩製菓	110 g	繊維 1.1%
	ビオブラン	資生堂	28 枚	食物繊維 20 g
	ブランビスケット	明治製菓	12 枚	食物繊維 20 g
	ミスブラン	日本製粉	28 枚	食物繊維 55 g
	ファイバークラッカー ブランクッキー	明治製菓	14 枚	ふすま 30%,フラクトオリゴ糖
	アナイスファイバー	豊年製油	5 袋	食物繊維約 23 g
	ミスブラン ファイバークッキー	日本製粉	20 枚	食物繊維 45 g
	ドゥライトクッキー	資生堂	12 枚	食物繊維約 10 g
	ビューブラン	日東製粉	12 本	食物繊維約 24 g
	六根百草飴	卯野薬房	30 粒	食物繊維,オリゴ糖,甘草
	チーズ風味ミス・ブラン	日本製粉	28 枚	コムギふすまの食物繊維

表3（続き）

形態	商品名	メーカー	規　格	特徴
菓子	ファイバッキー・ライトクッキー	大正製菓	8枚	DF 9.31%
	スイートスナック	エスビー食品	55 g	ダイエタリーファイバー入り
	アナイスファイバー	豊年製油	5パック	食物繊維30％以上
	ファイバーミックス391	旭フーズ	20枚	DF 1.2 g（1枚あたり）
	ファイバースナック80	森永製菓	20枚	コーン・てんさい繊維 DF 4 g
シリアル	ケロッグレーズンブラン	日本ケロッグ	266 g	DF 4.0 g/30 g
	トップブラン	ドットウェル（輸入販売元）	375 g	コムギふすま
	こんがりブレット	日清食品	10個	天然の食物繊維
	グラノラ	シスコ	230 g	DF 2.2 g/30 g
	ケロッグそばK	日本ケロッグ	215 g	DF 1.1 g/40 g
	ネッスルの朝ごはん野菜タイム	ネッスル	180 g	食物繊維3％
	ネッスルの朝ごはんフィットネス	ネッスル	200 g	食物繊維15 g
	ネッスルの朝ごはんブランリッチ	ネッスル	170 g	食物繊維15 g
	グラノーラ	カルビー	210 g	食物繊維7.9％
	チェリオス	カルビー	150 g	食物繊維10.5％
	コーンフレーク	カルビー	160 g	食物繊維7.7％
	ハニーグラーム	カルビー	150 g	食物繊維4.5％
	バランスシリアルブラン	カントリーボーン	160 g	DF 20.6％
	ケロッグオールブラン	日本ケロッグ	375 g	DF 10.1 g/30％
	クリスプトースト	ネッスル	14枚	全粒コムギ48％
その他	アサヒコ 私のとうふシルクタッチファイバー	朝日工業	330 g	食物繊維5 g
	クキッとわかめ	ちば醤油	120 g	茎わかめを使用
	ファイブみそ	マルダイ	1 kg	食物繊維5 g
	ファイバーヌードル	サンヨー食品	84 g	5つの食物繊維
	健菜・さしみタイプ	味の素	130 g	グルコマンナンを使用
	ベジタブルシチュー	エスビー食品	110 g	食物繊維5 g（1皿）

食物サイエンス（1989）

食物繊維測定法

① AOAC法（プロスキー法）(Prosky, L., Asp, N. G., Frda, I. De Vries, J. W., Schweizer, T. F. & Hariand, B. F.; *J. Assoc, Off. Chem.*, **71**, 1017, 1988)

② 高速液体クロマトグラフ法（小林恒夫，吉野春恵，森　文平；日農化誌，**63**, 1611, 1989），（大隈一裕，松田　功，勝田康夫，辻　啓介；農化誌，64 (3), 2D2 p. 10, p. 231, 1990)

公定分析法としては一般にAOAC法が国際的に取り上げられることが多い。AOACでは第一次推奨法としてプロスキー法を採用し、総食物繊維量としている。しかし、水溶性食物繊維の多くはプロスキー法における78％エタノール可溶画分にきてしまう。そこで、最近は水溶性食物繊維に対しては別に高速液体クロマトグラフ法を適用し総食物繊維量に加算することが提案されている。

食物繊維は水分を吸着する保水性や、可溶性繊維に特有な性質である粘性をもっている。また、イオン結合によって各種陽イオンや胆汁酸などの陰イオンと結合する。推測されるおもな生理機能をあげると、咀嚼効果と飽満感、胃内滞留時間への影響、小腸の消化・吸収機能への影響、胆汁酸分泌の促進、小腸形態と細胞分裂、消化管内の通過時間への影響などである。さらに大腸内菌叢を変化させ、発酵によって生じた短鎖脂肪酸やビタミン類などが、腸内のpHを変えたり、一部が吸収されてエネルギー源となり、種々の栄養機能を発揮すると考えられている。

なお、繊維が多いということで、野菜ばかりで、動物性食品や乳製品を摂らないベジタリアンになってしまうとまた問題である。エネルギー不足による妊娠中の赤ん坊の低体重を招き、またタンパク質不足によるこどもの成育阻害、成人での抜け毛、筋肉の減退、むくみなどが報告されている。1988年のアメリカ臨床栄養学雑誌掲載の論文では、過去5年間のデータ解析から特に高齢者はビタミンB_{12}が不足しやすく不可逆性の神経障害を起こすことが報告されている。また、ベジタリアンの場合は鉄が吸収されやすい形で含まれている動物

表4 短鎖脂肪酸からのエネルギー供給

動物種	貢献率（％）
ウシ	70〜80
ヒツジ	57〜79
ヤギ	37〜46
シカ	25
ウサギ	8〜12
ラット	5〜10
ブタ	5〜30
ヒト	5〜10

Parra（1978）

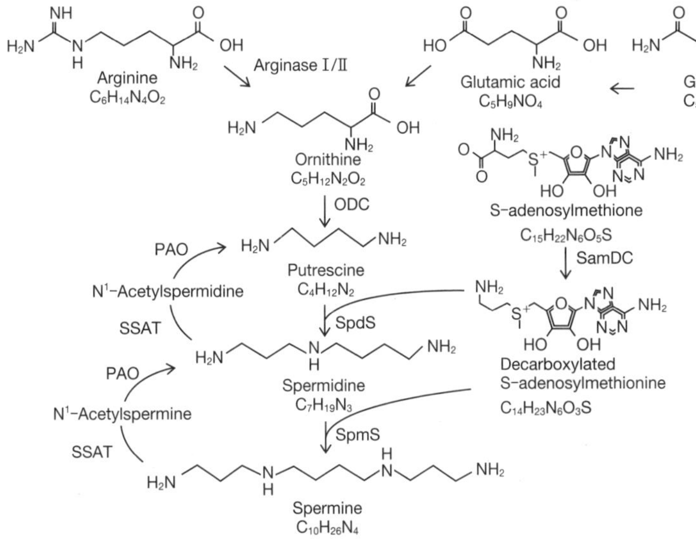

図1 ポリアミン類とその合成経路

ODC, ornithine decarboxylase ; SamDC, S-adenosylmethionine decarboxylase ; SpdS, spermidine synthase; SpmS, spermine synthase ; SSAT, spermidine/spermine acetylase; PAO, polyamine oxidase

(Nature Reviews Molecular Cell Biology 2, 188-194, 2001 より改変)

量の低下が報告されている。

また，インドネシアではテンペを長期にわたって食べているとIQが高まるという興味深い報告も示されている (Hogervorst E. *et al*., 2008)。

4 キチン，キトサン

キチンは，一般にエビやカニなど甲殻類の殻から希塩酸および熱希水酸化ナトリウム処理によって得られる N-アセチル-D-グルコサミン（2-acetamido-2-deoxy-D-glucose）が β-(1, 4) 結合した直鎖の多糖であるが，最初から若干の遊離アミノ基，そして脱アセチル化反応によって約10％程度のD-グルコサミンを含んでいる。

一般に，この脱アセチル化キチンのうち希酸に可溶なものをキトサンと称しており，その脱アセチル化度は約60％以上である。

性タンパク質が不足するばかりでなく，その吸収を妨げるダイズタンパク，ブラン（ふすま）繊維などを多く含む食品を食べることから鉄分不足による貧血症，またカルシウム不足による老年期の骨粗鬆症を起こしやすいので注意が必要である．

3 ポリアミン類

　ポリアミンは，人を含むほとんどの生物の細胞に存在し，細胞増殖にかかわる成長因子としの働きを持つ（Hogervorst E. *et al*., 2008）．ヒトの代表的なポリアミンには3種類（プトレシン，スペルミジン，スペルミン）あり（図1），成長期など新陳代謝が活発な時期には盛んに合成されるが，加齢に伴なう合成

短鎖脂肪酸の生理作用

　植物性食品由来のセルロース，ヘミセルロース，リグニン，ペクチンあるいは動物性食物由来のキチンやその脱アセチル化物であるキトサンは「ヒト消化酵素で消化されない食品中の難消化成分」という定義の上から食物繊維である．しかし，実際には大腸（人の場合は特に結腸）に生息する微生物（腸内細菌）によって部分的に分解される．そして，生じた分解産物が短鎖脂肪酸である．これは95〜99％が大腸から速やかに吸収されるため，実際には「食物繊維＝ノンエネルギー」という図式は成り立たなくなる．その生成量も食生によって異なるが，ヒトの場合は表4に示すように約1割弱と，エネルギー源としてもかなり宿主に貢献していることがわかる．さらに最近，注目されているのがその生理作用である．例えば，ラットの大腸内へ投与した場合，プロピオン酸や酪酸の効果は極めて強く腸管運動を高めるが，プロピオン酸よりも炭素数の1個少ない酢酸は弱く，また乳酸にはほとんど作用のないことが確かめられている．つまり大腸は酸の化学構造がほんの少し違っていてもそれを感じ分けられるわけである．こうした短鎖脂肪酸の消化管の運動や吸収に対する作用の他，膵臓の外分泌，内分泌を刺激する作用，消化管粘膜の血流を増加させる作用，消化管上皮細胞増殖促進作用，脂質代謝に対する作用のあることも明らかにされつつある．多彩な食物繊維の生理作用に短鎖脂肪酸が関与しているのである．

キチンおよびその誘導体には，免疫増強作用があり注目されている（戸倉，西，1986）。また，キチンの分解物である N-アセチルグルコサミンオリゴマー（キチンオリゴ糖）には高い抗腫瘍活性のあることが報告されている（Suzuki et al., 1986）。

表5は，これまで報告されているキチン，キトサンの各種機能性をまとめたものである。

表5　キチン，キトサンの機能と利用例

機　能	利用およびその試み	機　能	利用およびその試み
電解質複合体	<u>水処理，食品工場におけるタンパク質回収（肥料，飼料），濾過，脱水促進，天然高分子凝集剤</u>	タンパク質の固定化	固定化酵素
		固相有機合成	クロロアセチルキトサンからダリシルキトサンの合成
錯　体	ウラン，ハロゲン，重金属イオン回収と除去（特異呈色），放射性元素の除去，殺菌剤	ゲ　ル	コンタクトレンズ，低カロリー食品，ゲルクロマトグラフィー，酵素基質，酵素ゲル化学および生化学反応媒体（生物組織モデル），医用材料，飼料制がん剤，細胞感染症治療予防医用材料
イオン交換	アニオン交換クロマトグラフィー（キトサン），カチオン交換クロマトグラフィー（カルボキシアシルキトサン，カルボキシアルキルキチン）	細胞免疫強化 抗血栓 血液凝固阻止	ヘパリン代用
制　酸	制酸剤	乳化，吸湿，保水膜	化粧品，植物種子発芽テスト培地，<u>髪型の固定化（化粧品）</u>，逆浸透膜，限外濾過膜，イオン交換膜，酵素膜，腎臓人工透析膜
分子認識（親和）	<u>レクチン（小麦胚芽）</u>，酵素（ホスホリラーゼ，ウロキナーゼ）の製造（<u>アフィニティクロマトグラフィー担体</u>）		
吸　着	タバコフィルター（ニコチン吸着），脱色	抗コレステロール	抗コレステロール剤，医用材料
表面塗装・階層力増強	塗料，染料	ビフィズス因子 抗　菌	食品添加，乳幼児ミルク添加 抗菌剤（フザリウム病原菌，大腸菌など）
発色鮮明，色あせ防止，現像促進	写真材料	抗ウイルス 創傷治癒促進	植物ウイルス病防除剤 医薬
紙力強化，プリント鮮明	製紙，印刷	物質デリバリー（運び屋）	医薬，農薬，栄養素デリバリーの担体，ミネラル強化卵製造
光屈折	液品（ヒドロキシアルキルキトサン）	物質除放	医療，農薬，栄養素の除放性担体
光硬化	ガラス，金属表面の被膜材料（ハロゲン化誘導体）	連作障害防止，土壌微生物分布改良	<u>土壌改良剤</u>，有害微生物防除，肥料
紡　糸	吸収性外科用縫合糸		

注：下線は実用化されたもの　　　　　　　　　　　　　　　　　　平野（1983）

5 クロレラ

　クロレラとは緑藻類，クロロコシウム目，オオシスティス科，クロレラ属の2〜10ミクロンの円形または楕円形の単細胞緑藻であるが，1953年南米でConvitらがレプラ（ライ病）患者の治療に用いて以来かなり古くから栄養補給，貧血症の鉄分補給，糖尿病に効く，成長促進，冷え症，ビフィズス菌など有用細菌を増やし，老化防止に役立つとされている。また，動脈硬化，高血圧を防ぐ，血中のコレステロールを減らし脳梗塞や心筋梗塞を防ぐ，アトピー性皮膚炎，アレルギー喘息に効果のある，そして抗がん効果等がうたわれている代表的な健康食品である。

　我が国の臨床実験で，消化性潰瘍患者，牛乳アレルギー児，難治性創傷患者への経口投与，さらにはカネミ油症患者およびイタイイタイ病患者での有効性も報告されている。しかし，こうした有効例はほとんどがクロレラの粗粉末を用いたものである。そのほか，数多くの栄養，整味成分の分析，成長促進因子(C.G.F.)，制がん因子（多糖体）などの研究はあるが，その本体はいずれもいまだ解明されていない。

　機能性食品素材としては，昨年11月の機能性食品連絡会，そのほかの作業部会第1分科会でクロレラの持つ血清脂質調節作用と生体防御機能調節作用が取り上げられている。その有効成分は主として糖脂質とリン脂質からなる複合脂質（重量比は約1：1），副次的には食物繊維であり，それらが腸管での胆汁酸およびコレステロールの吸収を抑制すると考えられている（第Ⅱ編　図22参照）。

6 乳 酸 菌

　乳酸菌の中で，ストレプトコッカス属，ラクトバチルス属の菌体や水抽出液，特定成分（PKI）などに抗う蝕性が認められている。

　抗高脂血性（ラット，マウス）がストレプトコッカス属菌の菌体（生または死菌），菌体の水またはアルコール抽出物や分子量3,500以上の画分，熱水抽出画分や磨砕物の上清などにいずれも活性が認められている。抗腫瘍性もあ

り，乳酸桿菌（ラクトバチルス・カゼイ 9018）株が免疫療法系の制がん剤として開発されている。細胞壁内のある種のタンパク質が原因物質として機能し，インターフェロンの増加やマクロファージの活性化に働くと考えられている。

7 杜 仲（茶）

　杜仲とは，中国・四川省を原産とする一科一属の落葉樹である。木の特徴は，樹皮や葉にみられる白銀色の糸状物質のグッタペルカというニカワ物質であり，特にそれが多く含まれる樹皮は古くから漢方薬として用いられてきた。
　グッタペルカには，現代人に不足しがちなカルシウム，カリウム，鉄，亜鉛などの微量元素を豊富に含んでいる。
　杜仲茶はその杜仲の青葉のみを乾燥・培煎させ，おいしい健康飲料としたものである。ノンカフェインなので胃にやさしく，タンニンがないので味も変わらない。我が国では日立造船が 1987 年発売を開始し，現在は缶ドリンク，ペットボトル，ティーバッグ，スティックタイプのほか，業務用として濃縮エキスも出ているが，メーカーにより成分含量もかなり違っている（表 6）（産経，1994）。

表 6　杜仲茶の成分含有量比較

単位（mg/100 g）

製造元	抽出方法	ゲニポシド酸	シリンガーレジノール
A	熱水抽出	41.4	20.5
B※	熱水抽出	222.0	98.5
C	熱水抽出	55.7	103.6
D	熱水抽出	98.2	38.5
E※	熱水抽出	169.7	103.8
F	熱水抽出	198.3	159.6
G	熱水抽出	104.3	87.9

日立造船バイオ事業部基準値：ゲニポシド酸：100 mg/100 g 以上
　　　　　　　　　　　　　　シリンガーレジノール：50 mg/100 g 以上
注：※は国内産と明記されている商品

日立造船バイオ事業部分析，日経（1994）

8 ドクダミ

北海道を除く全国に分布しているドクダミ科の多年草である。

薬効については古来，ゲンノショウコ，センブリと並んで三大民間薬と称され，おできの貼り薬や利尿剤として重宝されてきたが，最近は化粧品，ドリンク剤からパンにまで使われている。

悪臭の成分デカノイルアセトアルデヒドには抗菌作用，クロロフィルは肉芽組織の再成を促進する作用，クエルシトリンとイソクエルシトリンには強力な利尿作用がある。また，最近発見されたN-4-ハイドロキシスチリルベンザミドには血小板凝集抑制作用があり動脈硬化や脳卒中，心臓病の予防，そして血液循環，新陳代謝をよくすることから肌を白くしたり，シミを防ぐ美肌効果が説明されている。

9 紅　麹

紅麹は，消食活血（消化を助け，血の巡りを良くする），健脾燥胃（内蔵の働きを良くし，胃の調子を整えてむかつきをとる）などとして，「本草網目」にも記されており，発酵食品としてだけでなく，伝統医療として利用されてきた長い歴史がある。

食品としては，紅色系色素を生成する $Monascus$ 菌が食品の着色剤，肉類の保存剤，紅酒，豆腐の麹漬け（豆腐よう）などに古くから利用されてきたが，近年，主要色素モナスコルブリンに強いがん予防効果のあること，降圧作用・昇圧抑制作用（樽井，1993）の他，コレステロール低下作用など，紅麹の機能性が明らかになり，我が国でもコレステロール低下作用については，紅麹菌の一種である $M. ruber$ から血中コレステロール低下作用の強いモナコリンKなど一連の生理活性物質（図2）が見出されている。その作用機序は，モナコリンがコレステロール合成に必要なHMG-CoA（ヒドロキシメチルグリタリルCoA）還元酵素の働きを阻害し，細胞内でのコレステロールの合成が抑えられる。それにより血中コレステロールの細胞への取り込みが増え，その結果，血中コレステロールが低下するというものである。アメリカでは「レッド・イー

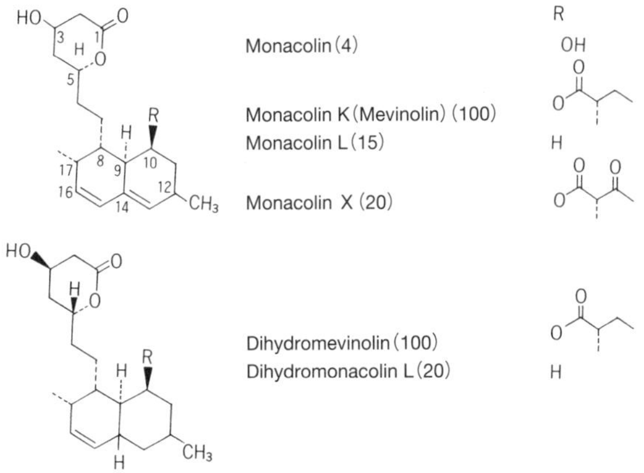

(カッコ内の数値はコレステロール合成阻害活性の大体の相対値を示す)

図2 *Monascus* 属の産生するモナコリン関連物質

伊藤(1988)

スト・ライス」と呼ばれ，コレステロール対策のサプリメントとなっているが，その目的でサプリメントを使用する場合，1200～2400 mg/日が有効とされている（Li Z. *et al., J. Altern. Complement. Med.*, 11 (6): 1031-1038, 2005）。精

柑橘系の香り

食品中の香りの中で，最も微量で身体に影響を及ぼす物質が柑橘系の香りである。

例えば，シトラールはその香りからリラックス効果やリフレッシュ効果があるとして人気があり，空調で会議室などに流すことで，眠気を払い，会議への集中力を高めようとする企業もある。しかし，これらは人に対しての話であり，それが微生物にとってみると大変なことになる。

シトラールの香りは，人にとっては良いが彼らにとっては"死の香り"であり，病院で使われる消毒薬「フェノール（石炭酸）」よりも強力である。また，この香りはショウジョウバエにとっても毒ガスであり，瓶の中にレモンの皮1gを入れただけで死んでしまうという。

また，あのバラの香り（ゲラニオール）もフェノールの7倍，ジャコウ草の香り（チモール）は20倍—と，ヒトにとっては一石二鳥の香り成分である。

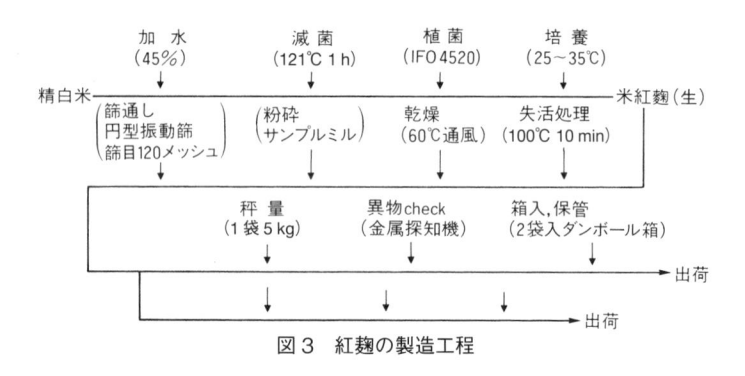

```
                加水        滅菌          植菌        培養
               (45%)     (121℃ 1 h)   (IFO 4520)  (25～35℃)
                 ↓          ↓            ↓           ↓
 精白米 ──────────────────────────────────────────────── 米紅麹(生)
        (篩通し  ) (粉砕    ) (乾燥    ) (失活処理      )
        (円型振動篩) (サンプルミル) (60℃通風) (100℃ 10 min)
        (篩目120メッシュ)
                 ↓          ↓            ↓
                秤 量      異物check    箱入,保管
               (1袋5 kg)  (金属探知機) (2袋入ダンボール箱)
                                                   ──────→ 出荷
                 ↓          ↓            ↓
                                               ──────→ 出荷
```

図3 紅麹の製造工程

白米に紅麹菌を繁殖させて図3に示す工程で紅麹が製造されている。

10 培養ニンジン

　代謝機能を高め，ストレス，低血圧など各種疾患に有効とされる朝鮮ニンジン（オタネニンジン，*Panax ginseng*）の細胞培養が工業的に行なわれている。図4はその製造ステップである。すなわち，オタネニンジンの成熟果実（種子より，オーキシン（2,4 D使用））1 mg/Lを含む培地（D1培地）を用いてカルス誘導する。次いで光照射下でオーキシン漸減，サイトカイニン（カイネチン）漸減培地に移植することで地上部を一部分化した高成長のK1カルスを得る。この根のみを集め，再びオーキシン（今度はIBA使用）添加培地で無照射下に継代することで，根のみを分化したIBAカルスの誘導に成功した。このIBAカルスを用い振盪培養により，天然ニンジンの根に近い組織のサポニンが得られる。

　なお，培養ニンジンの開発は最近ではこのほか，発芽前の根茎上部から花芽を摘出してカルス誘導する方法，アグロバクテリウム・リゾジネスなど毛根病菌を感染させることで生じる毛状根を培養する方法なども進められている。

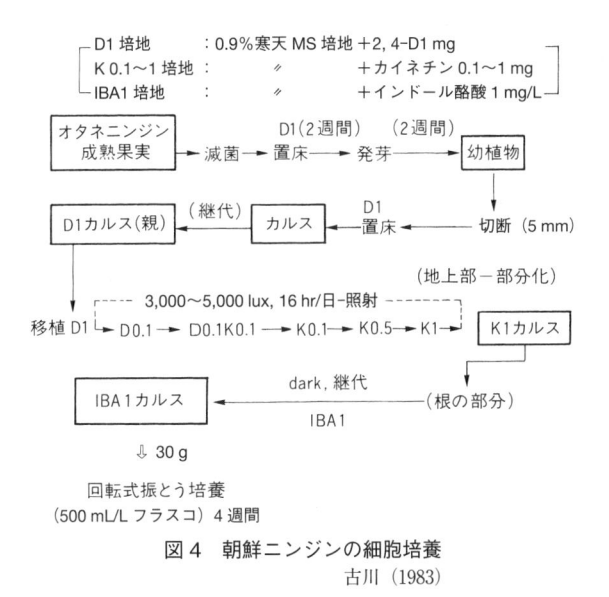

```
┌ D1 培地     : 0.9%寒天 MS 培地 +2, 4-D1 mg
│ K 0.1～1 培地 :    〃       +カイネチン 0.1～1 mg
└ IBA1 培地   :    〃       +インドール酪酸 1 mg/L
```

```
                        D1(2週間)  (2週間)
オタネニンジン  滅菌  置床  発芽    幼植物
成熟果実   →    →    →     ↓
                              切断 (5 mm)
           (継代)       D1      ↓
D1カルス(親) ←── カルス ← 置床 ←
    │
    │                        (地上部─部分化)
    ↓  ┌─ 3,000～5,000 lux, 16 hr/日─照射 ─┐
移植 D1 → D0.1 → D0.1K0.1 → K0.1 → K0.5 → K1 →  K1カルス
                                              │
                dark, 継代                    │
    IBA1カルス ←──────────── (根の部分) ←
                  IBA1
    ↓ 30 g
回転式振とう培養
(500 mL/L フラスコ) 4 週間
```

図4　朝鮮ニンジンの細胞培養
古川（1983）

11 ハトムギ

　ハトムギは，イネ科（*Gramineae*）の植物で中国南部からインドネシア半島にかけて原産する一年生草木である。耐湿性が強く，水稲と同じような条件で栽培できるという特性を持つことから，農林水産省より水田利用再編対策での特定作物として栽培が奨励され，生産量は増加傾向にある。ヨクイニン（苡仁）としてよく知られているハトムギは古くから「イボトリの妙薬」とされる。これはハトムギ中のコイクノライドという成分が作用するためといわれ，がんにも効果があるのではないかと注目されている。こうした薬効や栄養価から，関連商品も粉末，顆粒，フレーク，菓子，ハトムギ茶と多様化しており，酢，味噌および醤油などへの利用についての研究もある。また，シミ，ソバカスにも効き目があるとされ，美容食として利用されている。

12 ニンニク

　生命維持の根源の食品として珍重されたものである。エジプトの古い記録に

は，強壮，強精食品としてタマネギと共に栽培，食用にされ，また労働の対価として賃金の代わりに支払われていたとの記述もある。しかし，伝承的な効果のわりにその本体で明らかにされているものは少ない。

今日あげられる有効成分としては，まず第一にビタミン B_1 の吸収を促進するものが存在すること，それが脚気を予防し，また筋肉や神経の疲労を予防する効果につながる。次に，脂質代謝に影響を持ち，脳血管障害や心臓病の予防効果につながる。これら有効成分は以下に述べるニンニク特有のアミノ酸であるアリーンと，それから産生されるニンニクの臭気成分アリシンである。

表7に示すようにニンニクにはS-アルキルシステイン・スルフォキシド（図5）という一群の硫黄を含むアミノ酸（含硫アミノ酸）が極めて多く含まれる。このものは植物界ではユリ科とアブラナ科のみに存在し，主としてアリル，メチル，エチル，プロピルの4種類の同族体からなるが，ニンニクにはS-アリルスルフォキシド（別名アリーン alliin と呼ばれる）が特に多く含まれる。アリーンはニンニクの臭気成分アリシン（allicin）の前駆体であり，ニンニクをすり潰すと含まれる酵素（allinase）で容易にアリシンに変化する。こうなると強いビタミン B_1 への結合性が発揮され，活性型ビタミン（アリチア

表7 S-アルキルシステインスルフォキシドの含有量

(mg/100 g)

属	植物名		含有量	属	植物名		含有量
アブラナ科	アブラナ	花	370		ダイコン	花	342
		葉	87			葉	60
		種	220			根	60
	カブ	花	412		キャベツ		590
		葉	153		カリフラワー		650
		根	40		ハクサイ		50
	ブロッコリー	花	721		コマツナ		90
		葉	583		カラシナ		25
	ナズナ	花	566	ネギ科	ニンニク*		1,110
		葉	154		ラッキョウ		650
		種	325		ニラ		450
	ミズナ		60		ネギ		120
	まびきダイコン		60		タマネギ		100
					リーキ		285
					ハナニラ		454

注：*はアリル同族体，その他はメチル同族体として換算した

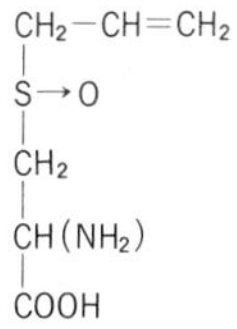

```
CH₂-CH=CH₂
|
S→O
|
CH₂
|
CH(NH₂)
|
COOH
```

図5　S-アリルシステインスルフォキシド
(アリーン)

ミン allithiamine)を生じる。アリチアミンは B_1 とは異なり，脂溶性であり，腸からの吸収や臓器への移行がはるかに優れている。そして，生体内に取り込まれたアリチアミンはそこに存在する SH 基で S-S 結合が切られ，もとの B_1 に還元され，利用されるわけである。

こうしたニンニク浸出液とビタミン B_1 の反応成分が浴用剤として用いた場合，保温効果のあること，また，アリチアミンは皮膚に塗布しても吸収されることからアトピー性皮膚炎の治療にも有効なことが確かめられている。そのほか，やはりその本体はアリシンと思われるが，ニンニク浸出液を腹水がん細胞と反応させるとそのがん細胞をマウスに移植しても腹水がんが発生しないといった制がん効果も報告されている。

多くの疫学調査で，ニンニクを食べる頻度と比例して血中コレステロール濃度の低いことがわかっている。動物への投与実験でもアリーンあるいはキャベツから抽出した S-メチルシステイン・スルフォキシドを含む試料を与えると血液および肝臓中のコレステロールが低下すること，さらに放射性同位元素では標識したコレステロールを用いた実験でそうした含硫アミノ酸がコレステロールの分解および大便や胆汁中への排泄を促進するといった作用のあることが確かめられている。すなわち，ニンニク成分には動脈硬化，心筋梗塞，脳梗塞などの循環器疾患をある程度予防する作用があるわけである。

ニンニクにはそのほか，図6に示すようなスコルジニンという特有の風味を持つ窒素や硫黄を含む配糖体が含まれる（約 4 mg/g）。ニンニクには洋の東西を問わず，古来より強壮剤としての評価を得てきた食品であるが，この物質も何らかの薬理的な作用を持つという説もあるが，いまだ確立したものとなっていない。

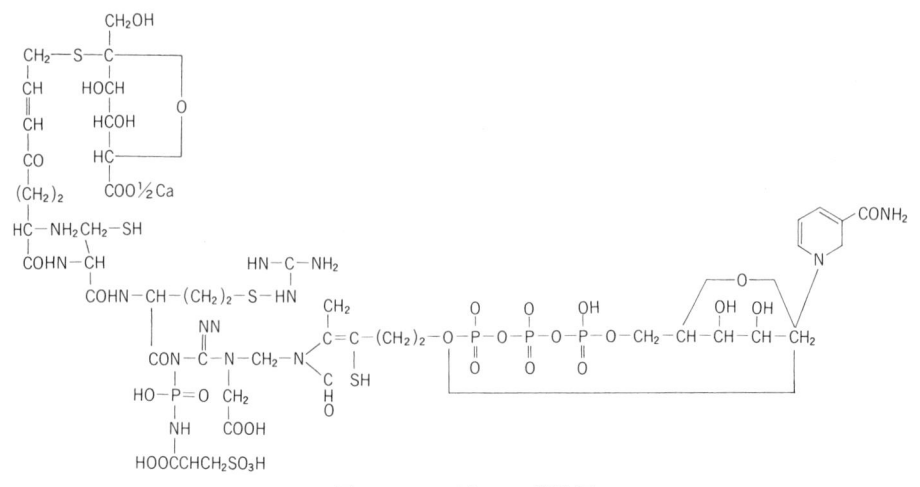

図6 スコルジニンの構造図

13 ホワートルベリーエキス

　テレビ，コンピューターゲームなどの普及で，現代人はますます目を酷使するようになったが，そういった目に対するストレス，そして視覚機能に悩む人に対して役立つ機能性素材である。
　第二次大戦中の我が国空軍の研究では「目には目を」ということで魚（ミンタイ）の目の粉末を食べることで夜間視力の増強を試みたことは有名であるが（岩垂，1992），ホワートルベリーは第二次大戦の英国空軍のパイロットが「薄明りの中で物がよく見えた」という経験から生まれたものである。
　古くからヨーロッパで栽培された最も普通のコケモモ類の果実であるホワートルベリー（*Vaccinium myltillus* L）よりエタノールで抽出し，低温，減圧下で濃縮したエキスは水に溶けやすい，暗赤紫色の粉末である。アントシアンとしてデルフィジン，シアニジン，ペツニジン，ペオニジンおよびマルビジンの各アラビノサイド，グルコサイドおよびガラクトサイドなど15成分を含む。図7のように「視紅の分解・合成過程」でホワートルベリーエキスはレチネンイソメラーゼを活性化することにより全トランス型レチネンをネオ-b-レチネンに変換し，杆体の感光色素であるロドプシンの合成に働く。

```
                    rhodopsin
                   ↗        ↘
            +opsin      lumirhodopain
                         metarhodopsin
      neo·b·retinene ←——————— all·trans·retinene  +opsin
                retinene·isomerase
                                              ↓
              alcohol·dehydrogenase
                 DPN·H₂
      neo·b·vitamin A           all·trans vitamin A + opsin
                ↑
           fructose diphosphate
      血中から        +                          血中へ
           dehydrogenase system
                 DPN
```

図7　視紅の分解・合成過程

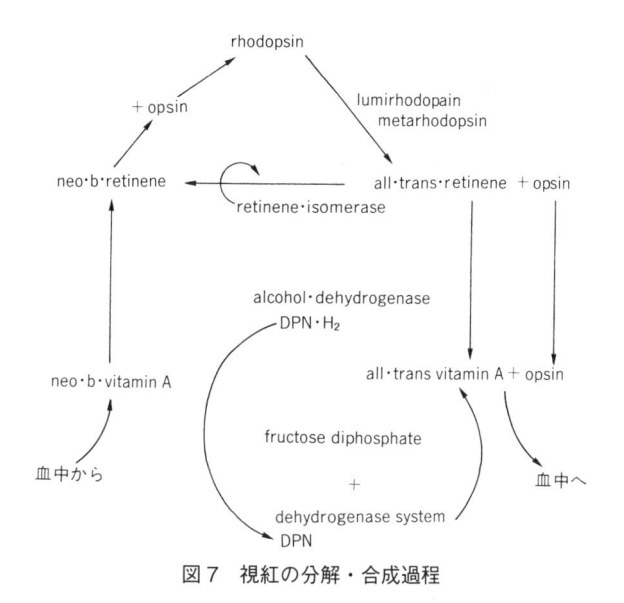

　最近の動物実験あるいはフランス空軍による臨床実験で，視紅の再生による暗順応を促進，夜間の視覚の形態観学閾を改善，目の疲労軽減などが確認されている。

14　CPP（カゼインホスホペプチド，カルシウムホスホペプチド）

　食品中のカルシウムと鉄は，小腸からの吸収が困難な栄養素である。酸性域では液化しやすいが，小腸でのアルカリ性域ではリン酸などの陰イオンと結合して吸収されにくくなる。また，カルシウムでは活性型ビタミンDによる能動輸送にも制約があり，利用効率は悪い。しかし，牛乳中のカルシウムは古くから吸収効率の高いことが知られていた。その機構はカゼインの消化分解によって生じるオリゴペプチドのうち，セリンを多く含みリン酸化されたCPPがカルシウムや鉄を吸着し，中性域でもなお可溶性に保たれるためである。図8はαS1-カゼインあるいはβ-カゼインをプロテアーゼで分解して作った二種のCPPである。共に種々の食品に添加することによってカルシウムの吸収が

高まるが，CPP単独を最初から食べても加水分解されてしまい効果はない。その消化管内動態もまだはっきりしていないが，カルシウム栄養補給目的の健康食品のほか，飲料，菓子，パン，冷菓，デザートなど種々の食品への利用が増えている。

オリゴ糖の市場調査

　国民生活センターは平成2年7～11月に，市場をにぎわしているオリゴ糖（16銘柄），カルシウム・鉄・カゼインホスホペプチド（36銘柄），虫歯になりにくい甘味料（11銘柄）を使った商品の実態調査を行い，実際にどれくらい添加されているのか，効果についての内容表示と実際の効果に差がないかをテストした。その結果，オリゴ糖含有食品の中には，表示ではオリゴ糖含有とうたっていながらも，0.02％以下と含まれていないに等しいもの，0.3％とわずかな含有のもの，また実際に飲用してもほとんど効果のないものもあった。

　ミネラル含有食品は，1/3～1/4日量と平均的な不足量に相当する量が添加されているものが多く，不足しがちなカルシウム，鉄などが含まれているので，健康には良いとしている。

　また，カゼインホスホペプチドを添加した食品には「吸収促進剤入り」の表示が目立ち，カルシウム，鉄が100％吸収されると，消費者が過大に期待する可能性があると指摘している。

　一方，虫歯になりにくい甘味料を使用した食品で，砂糖を15％以上併用している銘柄では，不溶性グルカンの生成がおこり，酸生成もあって，う蝕の原因となりうるものもいくつかみられた。

　これらの結果から，国民生活センターは食品業界に対して，① 成分の含有量は具体的，正確に表示，② 消費者に過度な期待を与えないような表示上の配慮を要望している。また，行政に対しては，過剰摂取などの問題が起こらないよう，安全性の検討，用語の整理等を行い，消費者へ正しくわかりやすい情報を提供するよう要望している。

　機能性食品の議論が交わされている間に商品化の進んでしまった，いわゆる"機能性飲料（ドリンク剤）"はすでに1000億円の市場を築いているが，これらの結果は，特定保健用食品の今後の制度化の動きに追い風をかけるものとなりそうである。

H₂N・Asp-Ile-Gly-Ser ⓟ-Glu-Ser ⓟ-Thr-Glu-Asp-Gln-Ala-Met-Glu-Asp-Ile-Lys-Gln-Met-Glu-Ala-Glu-Ser ⓟ-Ile-Ser ⓟ-Ser ⓟ-Ser ⓟ-Glu-Glu-Ile-Val-Pro-Asn-Ser ⓟ-Val-Glu-Gln-Lys・COOH	H₂N・Arg-Glu-Leu-Glu-Glu-Leu-Asn-Val-Pro-Gly-Glu-Ile-Val-Glu-Ser ⓟ-Leu-Ser ⓟ-Ser ⓟ-Ser ⓟ-Glu-Glu-Ser-Ile-Thr-Arg・COOH
α-CPP	β-CPP

図8 タンパク質・ペプチド類構造式

15 EPA（エイコサペンタエン酸）

EPA は図9に示すような化学構造を持つ炭素数20, 不飽和結合5個を持つ n-3系の高度不飽和脂肪酸である。イワシ, サバ, サンマなどの青魚に多く含まれているが, その起源はかれらが食餌としている植物性プランクトンや腸内細菌からの食物連鎖による可能性が高い。人を含めた多くの動物では体内で必須脂肪酸であるα-リノレン酸から生合成することができるが, その割合は少なく, 食品から摂取する必要がある。

エスキモー人が心臓病や脳梗塞にかかりにくい理由として, これらの脂肪酸が, 血液中のコレステロールや脂肪が過度に蓄積されるのを防ぐことはよく知られている。LDL コレステロールを減少させ, HDL コレステロールを高めるとされている。さらに, 血液の粘度を低下させ, 血小板により血栓ができるのを防ぐ。また, 血圧の上昇抑制作用についての研究も多い。

これらが高脂血症, 動脈硬化性疾患, 血栓症, 心筋梗塞, 脳梗塞などの病気

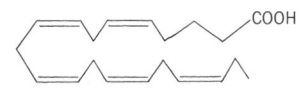

5, 8, 11, 14, 17-Eicosapentacnoic acid
(EPA：$C_{20, 25}, \omega 3$)

図9 EPA の化学構造

や高血圧症を防ぐのに役立つとされる所以である。

　脂肪摂取量が増加すると，乳がんや大腸がん，前立腺がんが増加するとされているが，魚油のなかの EPA はむしろ抑制的に働くと考えられている。しかし，多量に摂りすぎると，生体内酸化を生じ，過酸化脂質，リポフィスチンなどを産生し，あるいは脳出血が増加するなどの健康障害も起こりうる。

16 DHA（ドコサヘキサエン酸）

　ドコサヘキサエン酸（DHA）は図 10 のような化学構造を持つ高度不飽和脂肪酸で，ヒトの脳灰白質部，網膜，神経，心臓，精子，母乳中などに比較的局在する，我々にとっても必要不可欠の物質である。高純度の DHA があまりにも高価であり，機能面の解明が遅れていたが，最近の研究で　①　血中脂質低下，②　血圧降下，③　抗腫瘍，④　視力低下抑制，⑤　学習機能向上，⑥　抗アレルギー，⑦　抗糖尿病などの多くの生理作用を持つことが明らかにされつつある。

　DHA はカツオ，マグロなどのこれまでほとんど残さいとして捨てられてきた頭部，それも特に目の部分に多く含まれる（表8）。それは海水中の植物プランクトンや海藻類からの食物連鎖を通して魚介類に蓄積するからと考えられている。図 11 は水産庁が音頭をとって設立した DHA 高度精製抽出技術研究組合のカツオ残さいからの DHA 利用の流れ図である。

17 抗酸化物質

　現代生命科学の重要な課題の 1 つに，老化現象の解明があげられる。がん，心筋梗塞，脳卒中，リウマチなどの，いわゆる成人病の克服もまたしかりである。一見無関係と思われるこれらの生理学的な変化が，実は我々の呼吸している酸素の毒性によりもたらされるという考え方がある。すなわち，何らかの理由で普通の酸素分子（$3O_2$）から，その 1 電子還元種であるスーパーオキシド（$O_2\gamma$），2 電子還元種である過酸化水素（H_2O_2），3 電子還元種であるヒドロキシラジカル（$HO\cdot$）また励起状態の酸素分子である一重項酸素（$1O_2$）などの

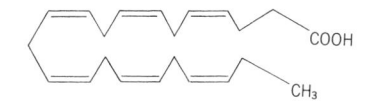

図10 ドコサヘキサエン酸（DHA）の化学構造

表8 各魚種の眼窩脂肪中のDHA含有率（%）

魚　　　種		DHA（%）
メバチマグロ	①	30.4
	②	35.3
クロマグロ		28.5
キハダマグロ	①	40.1
	②	28.9
カツオ	①	42.5
	②	34.7
マカジキ		28.4
メカジキ		9.6
ヒラマサ		10.8
カンパチ		20.5
マアジ		15.3
マイワシ		12.1
ネコザメ		29.0
トラザメ		12.5

矢澤（1990）

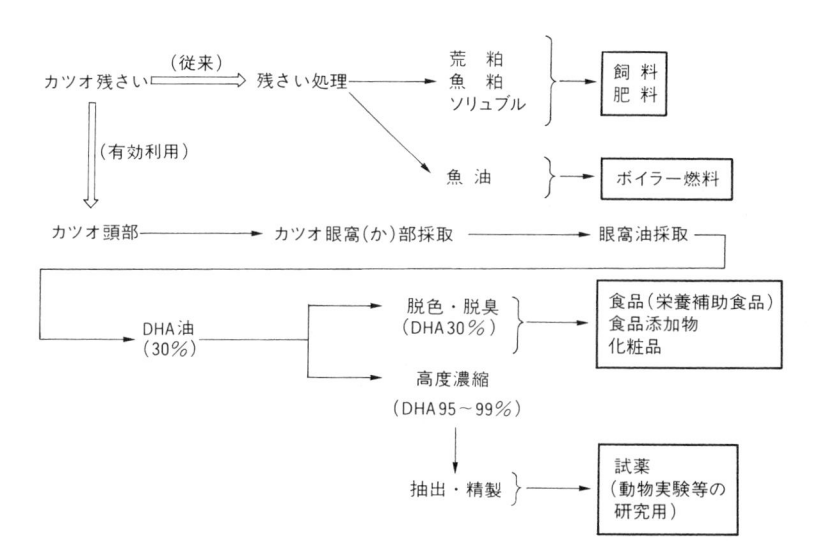

図11 カツオ残さいからの処理によるDHA利用の流れ図
矢澤（1990）

"活性酸素"と総称される反応性に富む酸素種が生体中に生成し,生体の構成要素である脂質,タンパク質,酵素,DNAなどを酸化し,生体膜の損傷,タンパク質の変性,酵素の失活,DNAの複製エラーをもたらすことにより,病気が発現したり老化が促進されるという仮説である(図12)。したがって,このような酸素毒性を軽減させるビタミンCやビタミンEなどの抗酸化剤,活性酸素を消去する働きのあるカタラーゼ,グルタチオンペルオキシダーゼ,スーパーオキシドジスムターゼ(SOD)などの酵素は,我々の生命を維持するために重要な役割を果たしていると考えられている。一方,食品中には活性酸素の生成系と共に,これらの消去系も存在する。表9に示すように消去系細胞内の酵素系と低分子の非酵素系に分けられる。酵素系,特にスーパーオキシドを酸素や水に分解するSODの研究は活性酵素,過酸化脂質によって惹起さ

DHAの過剰には注意

以下は京都大食料科学研究所鬼頭氏の説(日経,1994)を抜粋したものである。

n-3系(ω-3型)脂肪酸であるDHAやEPAは有害な過酸化脂質を体内で作りやすい物質である。過酸化物質はがんや動脈硬化,老人性痴呆症と密接な関係があるといわれているから,取り過ぎには危険性もあることに注意を要する。また,健康な人が取り過ぎるとEPAの作用で脳出血の危険も高くなる。

血の固まるメカニズムを支配しているのはn-6系脂肪酸のアラキドン酸であるが,出血するとリン酸脂質中のアラキドン酸が変化し,血小板を凝集させる。リン脂質では脂肪酸の座る"椅子"の位置と数が各々決まっており,n-6系とn-3系については同じ椅子の取り合いになる。このためN-3系のEPAやDHAを過剰摂取すると,それらが椅子を占拠してしまって,アラキドン酸が減少,血液凝集作用が働かなくなるという仕組みである。

リノール酸を取り過ぎると,それが代謝されてアラキドン酸を過剰に増やすという説もあるが,リン脂質中でアラキドン酸の座れる椅子の数には限りがあるのだから,過剰になることはない。また,いくつかの報告によれば,老人の方が若者より体内の脂肪酸組成でDHAのしめる比率が高いことがわかっている。このことを考えれば,成人がDHA含有の健康食品をせっせと取る必要はないと思える。

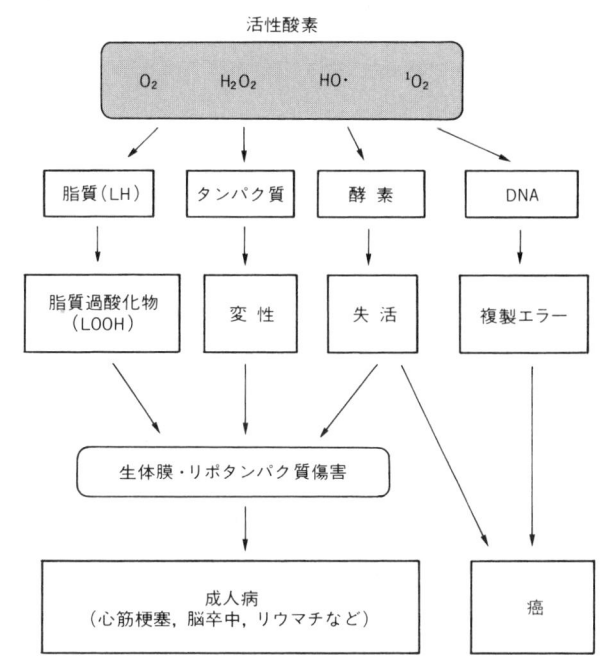

```
                        活性酸素
        ┌─────────────────────────────────────┐
        │  O₂   H₂O₂    HO・    ¹O₂           │
        └─────────────────────────────────────┘
           │      │       │         │
           ▼      ▼       ▼         ▼
      ┌────────┐┌──────┐┌──────┐┌──────┐
      │脂質(LH)││タンパク質││ 酵 素 ││ DNA  │
      └────────┘└──────┘└──────┘└──────┘
           │       │       │         │
           ▼       ▼       ▼         ▼
      ┌────────┐┌──────┐┌──────┐┌────────┐
      │脂質過酸化物││ 変 性 ││ 失 活 ││複製エラー│
      │(LOOH)  ││      ││      ││        │
      └────────┘└──────┘└──────┘└────────┘
```

図12 活性酸素による生体障害

山本(1985)

表9 食品中活性酸素の捕捉・消去系

酵 素 系	スーパーオキシドジスムターゼ (SOD) $2O_2^{\cdot -} + 2H^+ \longrightarrow O_2 + H_2O_2$ ペルオキシダーゼ (グルタチオンペルオキシダーゼ, アスコルビン酸ペルオキシダーゼ, シトクロムc, ペルオキシダーゼ) $RO_2H + 2GSH \longrightarrow GSSR + ROH + H_2O$ (GSH:還元型グルタチオン) カタラーゼ $2H_2O_2 \longrightarrow 2H_2O + O_2$
非酵素系 (低分子物質)	アスコルビン酸 グルタチオン トコフェロール ポリフェノール(フラボノイド, タンニン) ヒスチジン, トリプトファン, メチオニンなど

れるといわれる多くの疾患の治療や成人病および発がんの予防に役立つということで近年クローズアップされているものである。一方，非酵素系の低分子物質は食品の抗酸化剤としてよく知られているものが多い。

▶ビタミンE

天然に存在するビタミンEにはα, β, γ, δ-トコフェロールとα, β, γ, δ-トコトリエノールの8種類の同族体がある。その力価はα-トコフェロールが最も強く，β-トコフェロールがその約半分，γ-トコフェロール，α-トコトリエノールはともに10数%といわれている。

天然型α-トコフェロールは従来d-α-tocopherolといわれていたが，最近ではRRR-α-tocotpherol（図13）と呼ばれている。一方，全合成により得られるα-トコフェロールは8種類の立体異性体の混合物で，all-rac-α-tocopherolと呼ばれる。よく知られているラットの妊娠試験を指標にして生物活性を比較した場合，全合成型（all-rac-α-tocopherol）の酢酸エステル（1 mgを1USP-Unitと定義，USPはUnited States Pharmacopoeaの略）に比べて天然型の酢酸エステルは1.36倍の力価（1 mg＝1.36 USP-Unit）を示す。その有用性については，まず，LDLの酸化変性を抗酸化的に防止することにより動脈硬化の予防・抑制に効果があると考えられている。それは動物実験のほか，疫学的な研究によっても示されており，赤血球中のビタミンE値が非安定期にある狭心症患者で有意に低下しているというポーランドでの報告や，毎日100 mg以上のビタミンEを摂取している人は30 mg未満しか摂取していない人に比べて心臓病の危険率が36%も低いというアメリカでの報告，血漿ビタミンE値と狭心症の危険性の間に強い負の相関があるというイギリスでの報告などがある。

また，ラットやウサギをもちいた心筋虚血-再灌硫実験において高用量のビタミンE投与が障害防止に効果のあることが報告されている。ヒトの場合でも冠状動脈のバイパス手術の際の虚血-再灌流時に過酸化脂質の増加することが報告されており，ビタミンEをあらかじめ投与した患者ではその増加が完全に抑制されるという。また，脳，肝臓，脊髄，子宮胎盤系など心臓以外の臓器の虚血-再灌流障害防止に対してもビタミンEの前投与によって良好な成績が得られている。一方，表10は1984年から1990年にかけてビタミンEによ

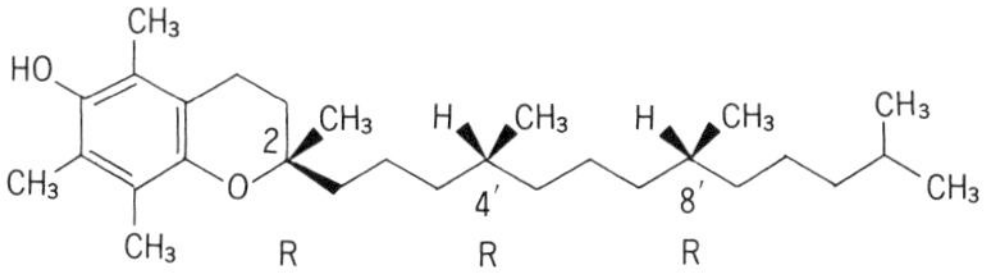

図13 α-トコフェロールの立体構造

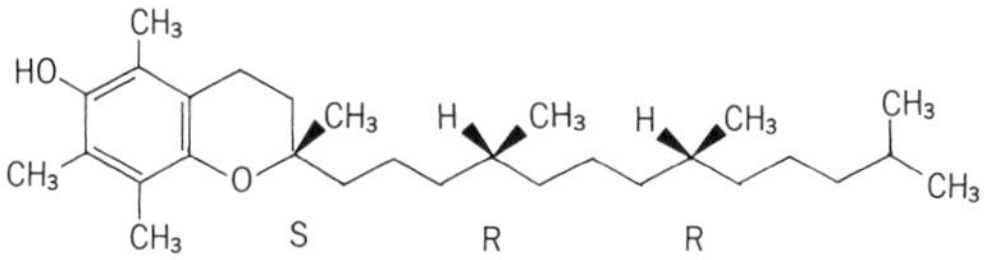

注：天然型α-トコフェロールはその側鎖2位，4位，8位の絶対配置がすべてR型で，RRR-tocopherolと呼ばれている。一方，天然由来のイソプレン側鎖を用いてα-トコフェロールを合成した場合には，2位の絶対配置がRまたはSからなる2種類の異性体（2R, 4'R, 8'R型と2S, 4'R, 8'R）の等量混合（2-anbo-α-tocopherol）が生じる。また，全合成して得られるα-トコフェロールは，その側鎖の3つの不斉部位（2, 4', 8'）がRまたはSの絶対配置をもつ8種類の立体異性体の混合物で，177-rac-α-tocopherolと呼ばれる。

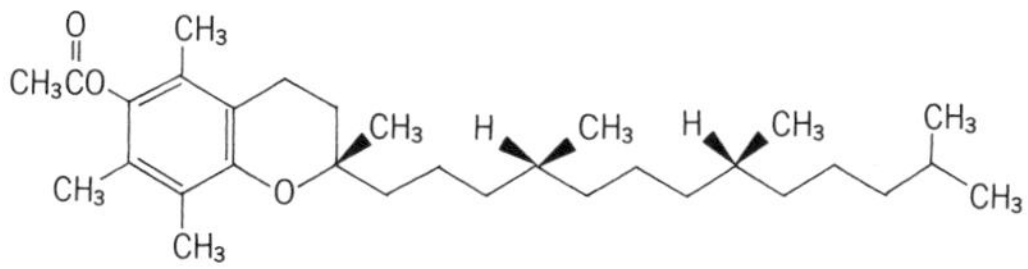

るがん予防の疫学的な研究をまとめたものであるが，その結果はビタミンEがある種のがん予防に効果のあることを示唆している。ただし，その際の必要量は栄養素としての所要量（8～10 mg/日）の10倍以上のビタミンEが推奨されている。

▶スーパーオキシドジスムターゼ（SOD）

丹羽（1987）は穀類などの食品からのSOD様低分子作用物質を得ることに成功している。図15は胚芽，ゴマ，ヌカ，ダイズ，ハトムギ，コムギを選び，それらの表面が炭化しない（焦げない）範囲でなるべく高温（95～98℃）で

表10 ビタミンEによるヒトのがん予防の疫学的な研究

がんの部位	研究の地域および最初の サンプル数と被験者数	研究結果
全部位	フィンランド（12,000人） 51人（がん症例），51人（対照）	血中のビタミンEとセレンの濃度がともに低い人はがん死亡の危険率が11.4倍高い
全部位	フィンランド（21,172人） 453人（がん男性），841人（対照）	血中のビタミンE濃度が上位2/5の人はがんの比危険率が0.7倍低い
全部位	イングランド（22,000人） 271人（がん男性），553人（対照）	採血後1年以内にがんと診断された患者の血清ビタミンE値は有意に低い
9つの原発性部位	アメリカ（25,802人） 463人（がん患者），765人（対照）	血清β-カロチンとビタミンE値が肺がんの予防に関連
生殖器官	フィンランド（15,093人） 313人（がん女性），578人（対照）	血清ビタミンEが下位1/5の人のがん危険率は1.6倍，血清中のセレンとビタミンEの両者が低い人の乳がんの危険率は10倍高い
子宮頸部	アメリカ 189人（がん女性），227人（対照）	高ビタミンC，Eの摂取は子宮頸部がんの危険率を有意に低下させる
子宮頸部	アメリカ（116人）	子宮頸部がんの患者では対照群に比べて血中のβ-カロチンとビタミンEが有意に低下している
乳房	イングランド（5,004人） 39人（がん女性），78人（対照）	血中ビタミンE値が上位1/5の人は下位1/5の人に比べてがんの危険率は1/5である
胃腸管	フィンランド（36265人） 150人（がん症例），276人（対照）	血清ビタミンEが下位2/5の人のがん危険率は2.2倍，血清セレンが下位2/5の人のがん危険率は3.3倍，しかし血清ビタミンE，セレン値と結腸・直腸がんとの間には逆相関なし
肺	イギリス 96人（肺がん男性），75人（他の上皮がん男性），50人（対照）	肺がん患者では血清中のβ-カロチン，レチノール，ビタミンE値が対照より低い
肺	オランダ（10,532人） 18人（肺がん患者），51人（他のがん患者），138人（対照）	血液中のビタミンE値が下位1/5範囲にある被検者は上位1/5範囲にある被験者に比べてがんの危険率が4.4倍高い
肺	アメリカ（25,802人） 99人（がん患者），196人（対照）	血清ビタミンE値が上位1/5範囲にある人に比べて下位1/5にある人はがん危険率が2.5倍高い
肺	アメリカ 59人（肺がん），59人（対照）	肺がん患者では血清中のビタミンEとカロチノイドの値が対照群に比べて有意に低い
肺	日本 55人（肺がん患者），115人（肺がん患者の健康な家族），56人（対照）	肺がん患者の健康な家族では血液ビタミンE値が対照より有意に低い。肺がん患者の血液中のビタミンEとセレンの値は家族や対照群の値より有意に低い

福澤（1992）

培煎し，さらにそれらに適した"麹菌"で処理し，ゴマ油で抽出，混合したSOD様作用食品の製法を示したものである。

表11はそれを実際の患者に使った臨床効果であるが，いぼ，ケロイド防止

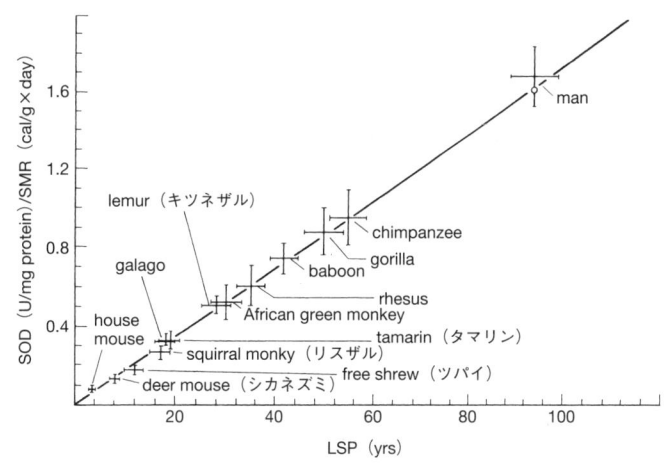

図14 霊長類などの肝臓SOD活性と寿命の相関
SMR：代謝率（cal/g・day）
LSP：寿命

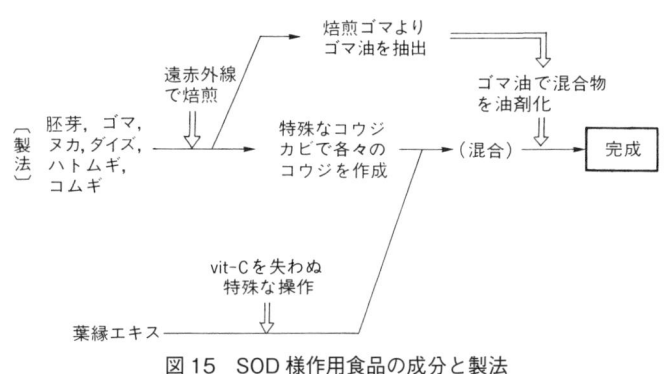

図15 SOD様作用食品の成分と製法

から，RA（リウマチ）などの自己免疫疾患，RSSなどの肺硬化やレイノー症状などの循環障害の改善に優れた効果が認められている。

▶アスコルビン酸（ビタミンC）

　H_2O_2 とアスコルビン酸を混ぜるとグラム陰性菌に強い殺菌作用を示すことは古くから知られている（Miller, 1969）。これはフリーラジカルが生じて，細胞壁の構成を乱し，物質透過性が変化して細胞を殺すためである。同じようにがんに対する宿主の抵抗力を助ける働きもある（Cameron, 1974）。アスコ

表 11　SOD 様作用食品の臨床効果

疾患 \ 判定	著効	有効	やや有効	無効	判定不能	有効率（％）
ベーチェット症 (18)	0	4	2	8	4	43
関節リウマチ (77)	6	30	11	24	6	66
クローン氏病 (6)	0	3	1	2	0	67
進行性全身性盈皮症 (PSS) 多発性筋炎 (10)	1	3	1	4	1	56
レイノー症状 (14)	2	4	2	5	1	62
肝炎* (9)	2	2	0	5	0	44
糖尿病* (7)	0	2	1	4	0	43
腎炎* (8)	0	2	1	5	0	38
不定愁訴 (22) (冷え症, 腰痛, 肩凝り, 便秘, 倦怠感)	0	7	6	6	3	68
男性インポテンツ (11)	0	4	2	3	2	67
二日酔い防止 (13)	0	5	2	3	3	70
アトピー性皮膚炎 (13)	0	2	2	6	3	40
凍瘡 (13)	1	3	1	6	2	45
日光性皮膚炎 (9)	0	2	1	4	2	43
火傷 (Ⅲ～Ⅳ度) (6)	0	2	0	3	1	40
外傷・火傷のケロイド防止 (ケロイド体質患者) (10)	5	2	2	1	0	90
顔面色素異常沈着症 (41) (しみ・そばかす)	2	10	5	18	6	49
尋常性疣贅 (いぼ) (12)	8	2	1	1	0	92

（　）内は症例数を示す
*COT，GPT の変動，血糖値の好転，BUN クレアチニン値の変化を効果判定規準にしている

丹羽（1987）

ルビン酸のウイルス不活化作用については村田の総説があり (1975)，フリーラジカルによる核酸の切断部位も糖とリン酸の間であることがわかっている。

　一般に，水溶性ビタミンは過剰であっても腎から尿中に排泄され問題はないとされる。しかし，近年米国などで「ビタミンC食品」として極めて大量摂取された場合，副作用も出ている（浦野，1933）。現在，わかっているビタミンCの薬理学的レベルでの副作用としては，尿酸尿，赤血球グルコース 6-リン酸デヒドロゲナーゼ欠損患者で溶血，低血糖，白血球殺菌能低下，鉄の吸収増加などである。また，アスコルビン酸による宿主組織の傷害も当然考えられる。ニトロ化合物を多く含む食品に多量のアスコルビン酸を防腐剤として加えることも危険である。

　最近のおもな企業が出しているビタミンC含量食品を表12に示す。1日 1,000 mg のビタミンCをレモンから摂取すると約 10 個も要するのであるから，不足している者には確かに摂りやすいわけである。

▶食品中の抗酸化物質

　抗酸化剤で天然のものとしては，まずはトコフェロール（ビタミンE），そしてアミノ酸やそのメラノイジン・ペプチド（分子量2,000程度），甘草抽出物，フラボノイド類，ゴマ油中のリグナン類縁体などがある。斉藤ら（1976）は多くの香辛料の抗酸化性とトコフェロール含量を測定し，抗酸化効果の強さとトコフェロール含量は必ずしも一致しないことを明らかにした。表13は彼らの測定結果で，香草系香辛料，特にシソ科に属するものに強い効果のみられることがわかる。主要成分のラードに対する酸化抑制効果で，シソ科植物ローズマリーのアビエタン骨格を持つ6種のフェノール系ジテルペン化合物（図15），コショウ（*Piper nibrum* L）の辛味物質であるピペリン（piperine）のほか，5種類のフェノール系アミド（Nakatani, 1980, Inatani, 1981），クローブのオイゲノール（eugenol）タイムのチモール（thymol）などのフェノール

抗酸化物質

　食事から由来したり，体内で合成させる不飽和脂肪酸は，呼吸によって体内に取り込まれる酸素と非常に相性がよく，酸化されやすい。あるいは過剰に酸素が反応して，活性酸素と呼ばれるスーパーオキサイド，ハイドロキシラジカルなどと反応して，過酸化脂質が体内でつくられる。過酸化脂質は体内の組織や酵素，核酸物質などに損傷を与え，寿命を縮めると考えられている。

　一部の高度不飽和脂肪酸は人体内では合成されず必須脂肪酸とされており，生命活動には不可欠である。したがって，過酸化反応は人が生きていくうえで，どうしても避けられない。食物のなかには還元性の性質をもっていて，自分は酸化されやすいが，不飽和脂肪酸の酸化や過酸化を防ぐ食品成分がある。ビタミンCやEがそのような性質を持っている。両者の相乗作用も知られているが，リン脂質，没食子酸，γ-オリザノール，天然由来の一部の香辛料などとの相乗効果，抗酸化性や安定性の向上も検討されている。Cは酸化型では効力がなく，還元型が有効である。Eには数種の同族体があるが，α-トコフェロールがもっとも還元力が強い。

　C，Eともに他のビタミンと比べると，本来のビタミン作用を生体内で発揮するにはかなり多量が必要とされているが，その理由の一端は抗酸化に利用されるためと思われる。

表12 おもなビタミンC含有食品

商品名（メーカー）	原材料名	1粒の重量×粒数	1粒中のカルシウム含有量	1日の目安摂取量	1粒中のその他の栄養成分
ネイチャーメイド「ビタミンCローズヒップ250 mg」（大塚製菓）	ビタミンC, ローズヒップ, 乳糖, セルロース, ショ糖脂肪酸エステル	451 mg×220粒	250 mg	4粒	なし
ヘルシーアップシリーズ「ビタミンC（粒）」（オールジャパンドラッグ）	ビタミンC（アスコルビン酸, アスコルビン酸ナトリウム）, ショ糖, ショ糖脂肪酸エステル, でんぷん, ビタミンB_2, 香料	333 mg×270粒	166.7 mg	6粒	なし
ラビス「ビタミンC」（常磐薬品工業）	ビタミンC, ソルビット, 還元麦芽糖水飴, 乳化剤（シュガーエステル）, 香料, 甘味料（アスパルテーム, L-フェニルアラニン化合物）, 着色料（ビタミンB_2）	700 mg×40粒	250 mg	4粒	なし
「ビタミンC」（ファンケル）	ビタミンC, セルロース, 乳糖, ローズヒップ, 滑沢剤（グリセリンエステル）, ビタミンP, 香料, 甘味料（ステビア）, クエン酸, 酸化防止剤（ローズマリー抽出物, 酵素処理ルチン）, 糊料（グァーガム）	300 mg×600粒	100 mg	10粒	ビタミンP 1.8 mg
「豊年ビタミンC」（ホーネンコーポレーション）	ビタミンC, 還元麦芽糖, ハトムギエキス, ビフィズス菌, フェイカリス菌, 着色料（ビタミンB_2）, 糊料（キサンタムガム）	1,050 mg×60包（顆粒）	500 mg	2包	なし
米シフ・プロダクツ「ローズヒップ・ビタC1000タイムリリース」（マルビー薬品）	ローズヒップ, 綿実油, ビタミンC（アスコルビン酸）, セルロース, 植物レシチン	1,136 mg×180粒	1000 mg	1粒	なし

注）原材料は多い順，1日の目安摂取量は発売元が表示している量。ホーネンは1〜4包となっているが，ほかと同じようにビタミンCの摂取量が1日1,000 mgになるよう2包で計算した。ファンケルのビタミンP（バイオフラボノイド）は，ビタミンCが酸化で壊れるのを防ぐ役目をする。

日経（1994）

系化合物が強く，リナロール（linalool），シネオール（cineol），カンファー（camphor）などのテルペン類は弱い（藤尾，1969）。ネギ属のアリールスルフィド（allylsulfide）類，ショウガのジンゲロン（zingerone），また，イソオイゲノール（isoeugenol），カルバクロール（carvacrol），シャビコール（chavicol），

表13 各種香辛料のラードに対する抗酸化性

(添加濃度 0.02%, 活性：+++：POV 0〜15, ++：POV 16〜30,
+：POV 31〜120, 0：POV 121〜400, −：POV 400 以上)

		粉末		石油エーテル可溶部		石油エーテル不溶部	
		POV (meq/kg)	活性	POV (meq/kg)	活性	POV (meq/kg)	活性
香草系香辛料	バジル	254.8	0	453.1	—	55.6	+
	ベイリーブス	345.8	0	366.9	0	51.4	+
	マジョラム	23.9	++	5.1	+++	28.7	++
	オレガノ	38.1	+	21.9	++	316.0	0
	ローズマリー	3.4	+++	6.2	+++	6.2	+++
	セージ	2.9	+++	5.0	+++	5.0	+++
	タラゴン	202.0	0	503.0	—	46.2	+
	タイム	18.3	++	7.3	+++	22.0	++
香辛系香辛料	オールスパイス	298.0	0	37.4	+	494.9	−
	カルダモン	423.8	−	711.8	−	458.6	−
	ブラックペッパー	364.5	0	31.3	+	486.5	−
	レッドペッパー	108.3	0	369.1	0	46.2	+
	サンショウ	430.2	−	485.1	−	340.7	0
	シナモン	324.2	0	36.4	+	448.9	−
	クローブ	22.6	++	33.8	+	12.8	+++
	ジンジャー	40.9	+	24.5	++	35.5	+
	ターメリック	399.3	0	430.6	−	293.7	0
種子系香辛料	アニスシード	341.0	0	53.9	+	462.3	−
	キャラウェイ	396.3	0	589.1	−	293.7	0
	セロリシード	347.2	0	54.5	+	430.0	−
	コリアンダー	364.8	0	64.8	+	528.6	−
	クミンシード	>600.0	−	59.8	+	479.4	−
	ディルシード	355.2	0	364.0	0	429.7	−
	フェンネルシード	331.9	0	104.9	0	529.0	−
	メース	13.7	+++	29.0	++	11.3	+++
	ナツメグ	205.6	0	31.1	++	66.7	+
	ポピーシード	100.6	0	453.8	−	102.0	+
抗酸化剤	BHA	12.2	+++				
	トコフェロール	58.4	+				
香辛料無添加		356.5					

イソシャビコール (isochavicol) なども強いが, 特有の香りがあり, 食品への実用化の範囲は狭い。

　抗酸化物質のバイオ技術関係ではタンパク質の部分加水分解物 (平均分子量 2,000程度) が有効とされ, トコフェロール, アスコルビン酸と混合し, 相乗効果を持たせたものがすでに食品添加剤として市販されている (川島, 1984)。

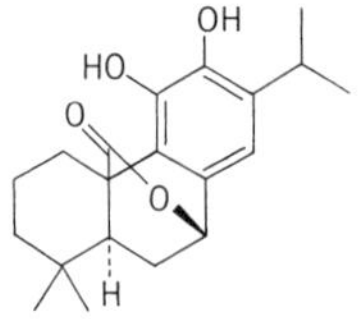

カルノソール（carnosol） 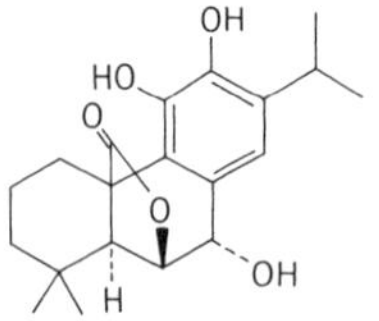　　ロスマノール（rosmanol） 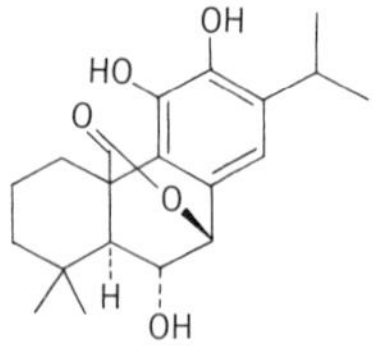　　イソロスマノール（isorosmanol）

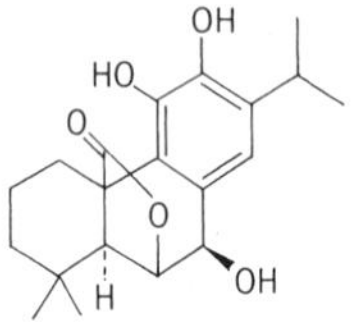

エピロスマノール（epirosmanol） 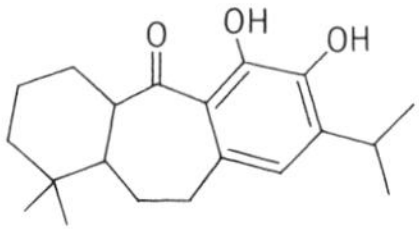　　ロスマリジフェノール（rosmaridiphenol）　　ロスマリキノン（rosmariquinone）

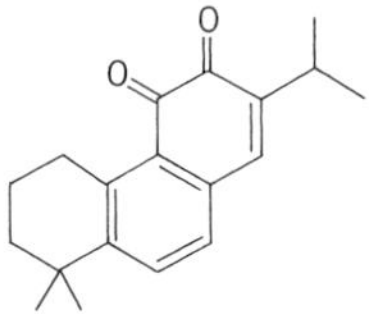

図16　ローズマリーの抗酸化成分

　一方，抗酸化剤として使用されている没食子酸プロピルの原料，没食子酸は，従来南米産のタラの木から抽出したタラタンニンをアルカリ水解する方法で作られてきたが，最近水解に麹菌（*Aspergillus oryzae*）由来のタンナーゼを利用する方法（図17）が開発されている。そのほか，ローズマリナス・オフィシナリスの葉から誘導したカルスからのロズマリン酸の産生，あるいは黒ゴマ種子由来のカルス培養による抗酸化物質の生産研究も進んでいる。

▶フラボノイド類

　フラボノイド類にも強い抗酸化作用がある。図18のhypolaetin-8-glucosideはスペインの民間薬として用いられてきたもの。また，Erben-Russら（1987）は図の6種のフラボノイド類がリノレン酸 free radical と反応して aroxy radical（ArO·）を生じることをクロマトグラフィー（HPLC）で確認している。特に kaempferol と quercetin の反応は強力で，これらフラボノイドの ROS 除去作用を認めている。ROS 消去作用は，緑茶，柿の葉の成分であるタンニンにおいても報告されている。その際，重合度の高いものほど作用が大で，Iwata（1987）はマウス水晶体を XOD 系＋Fe＋3＋ADP の系でインキュベイションしたときの過酸化脂質形成を図19に示すようなタンニン類で調べ，ge-

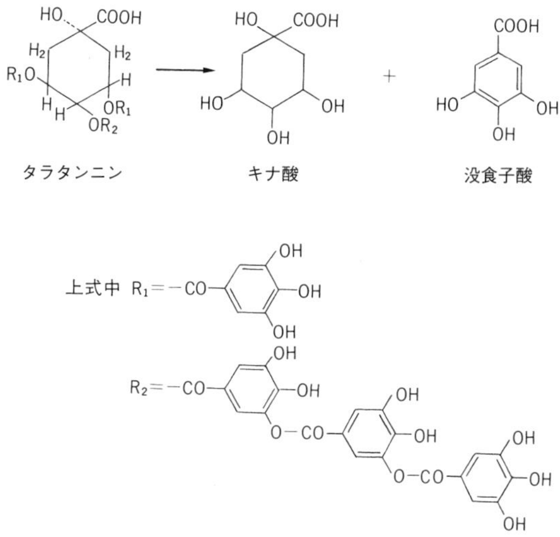

タラタンニン　　　　　キナ酸　　　　　　　没食子酸

上式中 $R_1 = -CO-$ (trihydroxyphenyl)

$R_2 = -CO-$ (digalloyl ester structure)

図17　タラタンニンの加水分解生成物
伊藤 (1988)

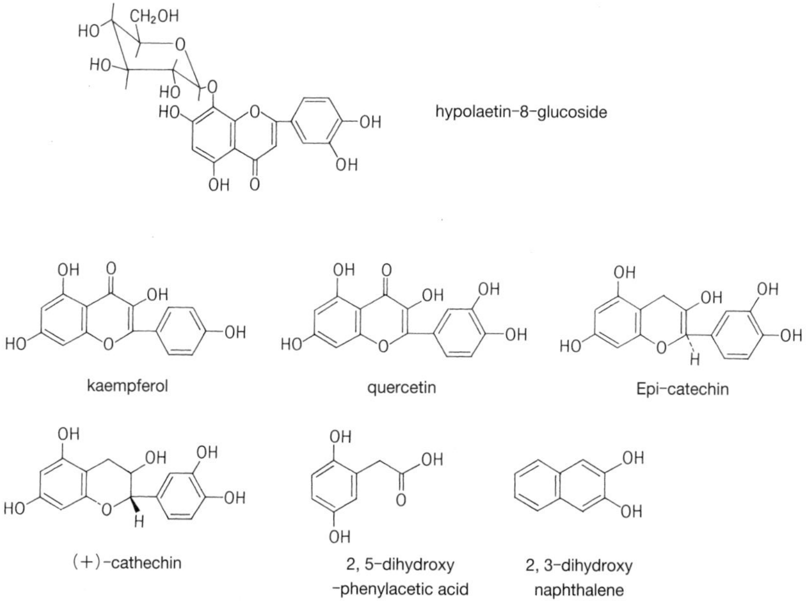

hypolaetin-8-glucoside

kaempferol　　　　　　quercetin　　　　　　Epi-catechin

(+)-cathechin　　　2, 5-dihydroxy　　　2, 3-dihydroxy
　　　　　　　　　-phenylacetic acid　　naphthalene

図18　リノレン酸酸化を防止するフラボノイド類
Erben-Russ (1987)

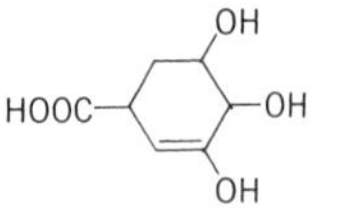

図19 マウス水晶体過酸化脂質生成抑制に働くタンニン類
（EG 以下が有効） Iwata（1987）

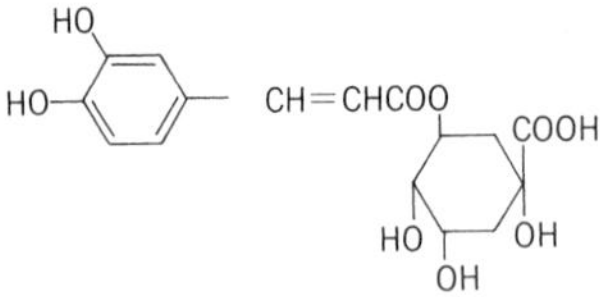

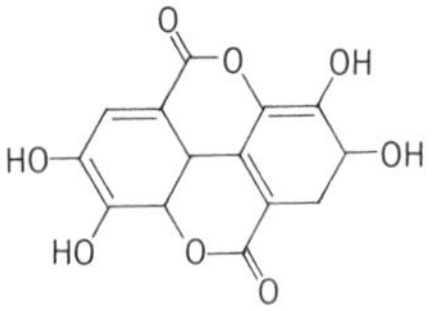

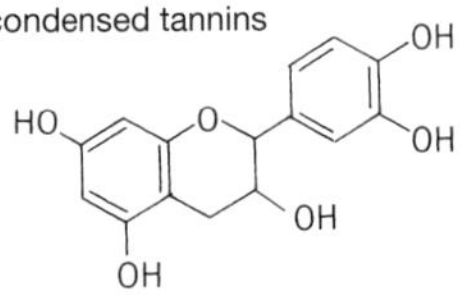

raniin など分子量の大きな 3 種に抑制効果を認めている。同時にグルタチオン（GSH）量と GSH レダクターゼ活性も有効なタンニン類によって保存されていることを図 20（右）は示している。また，同様の効果はコーヒータンニン類を用いた白血球アラキドン酸への影響を調べた実験でも確認されている（Kimura，1987）。

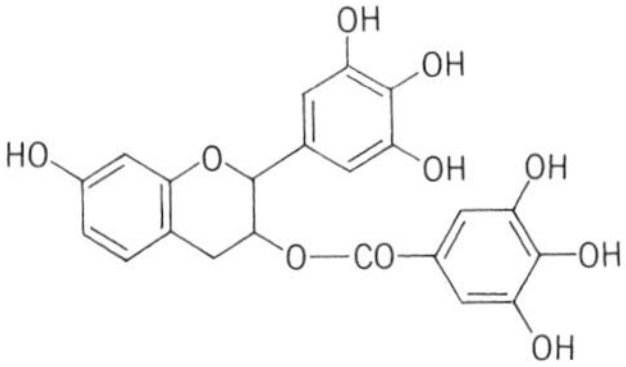

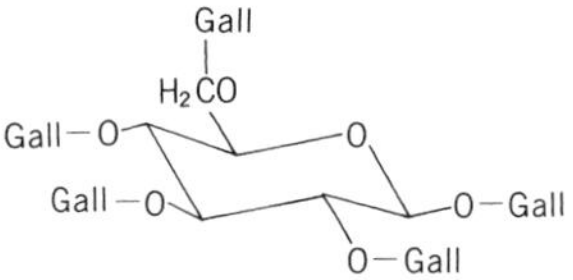

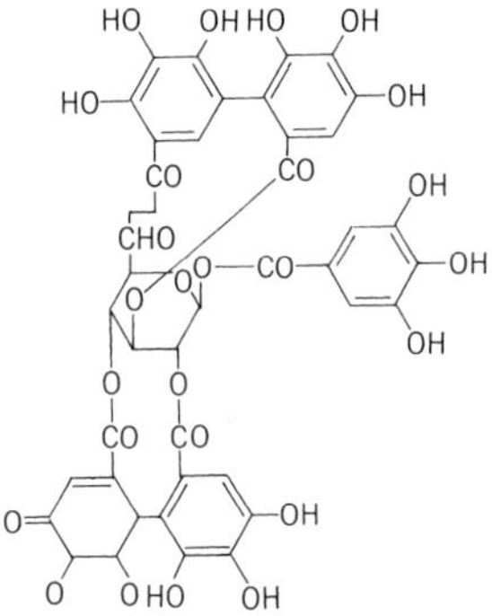

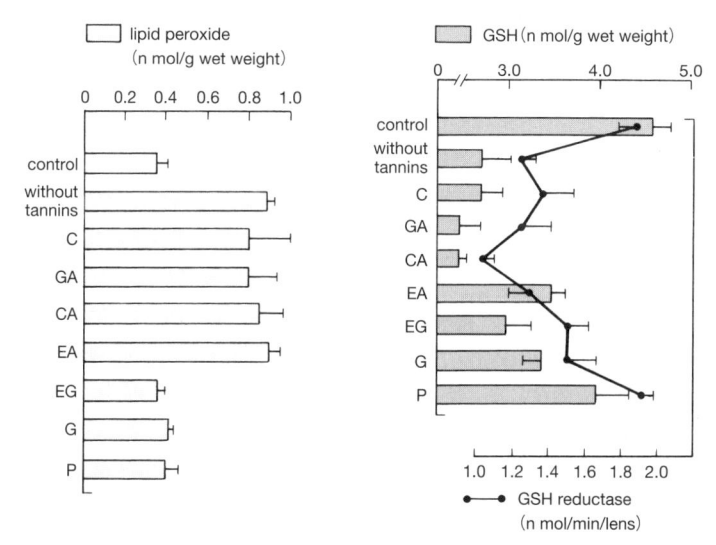

図20 タンニン類による過酸化脂質,グルタチオンのラット水晶体での変化
(記号は図19の通り)

▶S-PI とムタスティン

S-PI は Streptomyces のつくる酸性プロテアーゼ阻害剤で,非天然型のアミノ酸(AHMH;4-amino-3-hydroxy-6-methylheptanoic acid)2個を持つ

サシミのツマ

マグロのトロにあたる肉はかつて欧米ではネコのエサとして缶詰にされていたが,それを食べたネコは調子が悪くなり,死ぬことが多かった。

Cordy(1954)の研究で,それがトコフェロール欠乏による栄養障害であり,特に血合い肉に高度不飽和脂肪酸が多いため,その欠乏を促進していると推測された。これはネコに限ることではないのである。魚肉の中にはトコフェロールが多くあっても不飽和度の高い脂肪酸が同時に多く存在するので魚肉を多く食べるとトコフェロール不足になりやすい。事実,ネコに実験的にトコフェロールを試料中に充分加えると長時間健康でいることも示された。

サンマに添えるダイコンおろしの理屈で,サシミのツマは多いほうがよいというわけである。

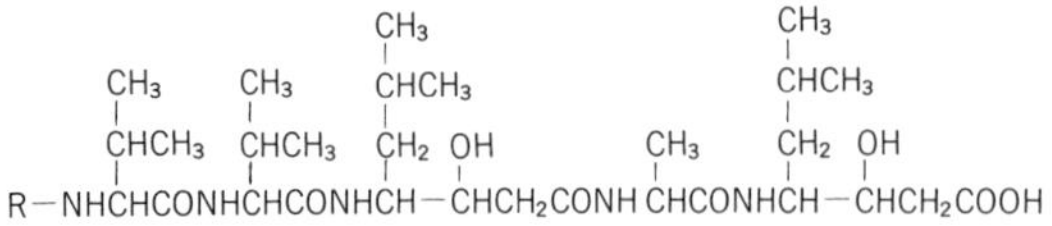

```
             CH₃                    CH₃
              |                      |
  CH₃    CH₃ CHCH₃              CHCH₃
   |      |   |                   |
  CHCH₃ CHCH₃ CH₂ OH         CH₃ CH₂ OH
   |      |   |               |   |
R−NHCHCONHCHCONH−CHCH₂CONH CHCONH−CHCH₂COOH
```

Acyl−valyl−valyl−AHMHA−alanyl−AHMHA
AHMHA : 4-amino-3-hydroxy-6-methylheptanoic acid

S−PI (*St. naniwaensis*, S. Murao, 1970)
　　R=CH₃CO−(acetyl)
Pepstation (*St. testaceus*, H. Umezawa, 1970)
　　R=(CH₃)₂CHCH₂CO−(isovaleryl)

図21　酸性プロテアーゼ阻害剤，S-PI
村尾 (1985)

acetylpentapeptide である（図21）。

　このものはキノコの子実体形成を促進する効果を持ち，特に人工栽培されるアミスタケ，マイタケ，エノキタケ，シイタケなど多種類のキノコに有効で水に溶かして投与すると発茸日数の短縮と収量の増加に著しい効果を示す。一方，ムタスティンはアスペルギルス属菌やセルコスポラ属菌などから発見されたデキストラン合成阻害剤である。そこで，口腔内細菌 Streptococcus mutans の糖質多糖ムタン（α-1, 3-1, 6 グルカン）の合成を阻害し，虫歯の原因となる歯垢の形成を防ぐのに有効と考えられ，う蝕予防目的でチューインガムなどに応用されている。

18 香　り

　「香道（こうどう）」は我が国が世界に先駆けて築き上げた芸術である。「香を聞く」ことは精神統一，精神安定，そして今日のアロマセラピーに通じる。
　アロマセラピーの aroma は香り，therapy は治療の意味。香りの範囲に入るものとして森林浴がある。ソ連の B. P. トーキンは約60年前に「フィトンチッド」という言葉を提唱し，日本にも1946年に紹介されている（宮崎，1992）。森林の香り（樟脳などの精油類）を吸うと，脳波のうち α 波が増し，鎮静効果が期待できる。それにオゾンが多いので病気の治療効果が促進される。テルペン系の香り（ミカンなどに多い）は安静効果がある。現在のところ，

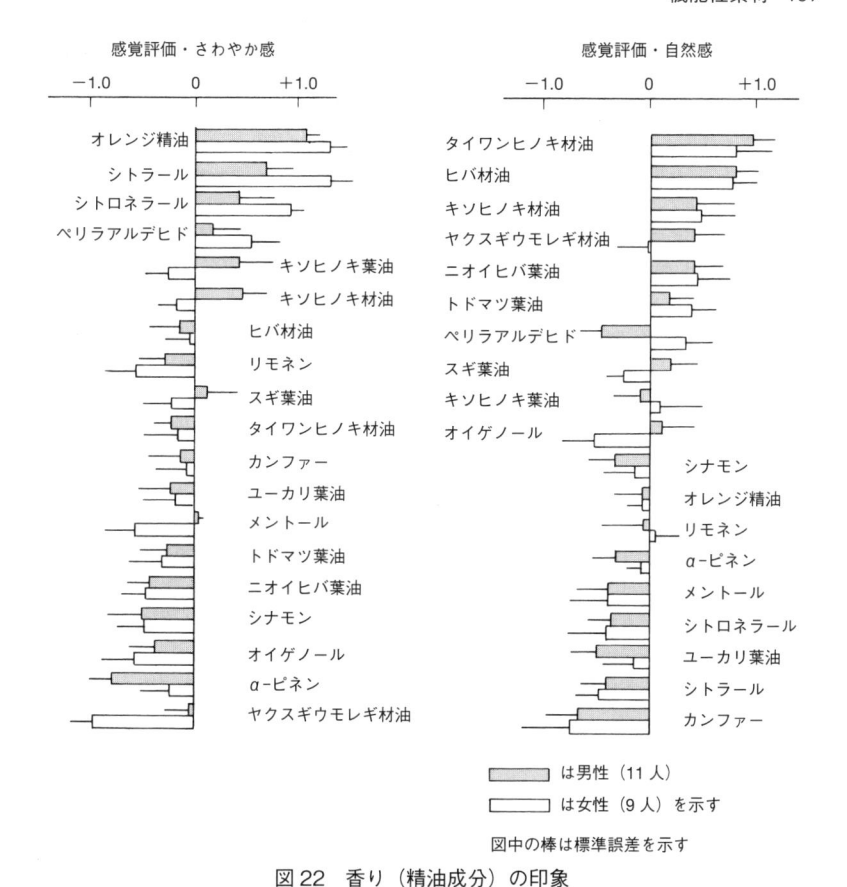

図 22 香り（精油成分）の印象
宮崎（1993）

香りの種類と効果の関係は充分にはわかっていない。また，香りの官能評価，特に心理反応が難しい。宮崎（1993）はいろいろの精油成分について，それらがもたらす香りの印象の違いを比較し，さわやか感（第1因子）と自然感（第2因子）について図22に示すような結果を示している。こういった香りは精神，神経領域の病気，例えばストレス，不安，うつ病などの解消への応用が考えられる。また，もう少し応用範囲の広いものとして，眠気覚ましに効く香りなど，精油類，エキス類，酸およびエステルなど25種類ほどが知られている。逆に，眠くなる香料はジャスミン，炭酸エチルなど8種類ほどがある。そのほ

表14 消臭を目的とした商品

種別	商品別	発売元	成分
ガム	フラボノ	ロッテ	フラボノイド, クロロフィル
	スーパーガムフラボノ	ロッテ	フラボノイド, クロロフィル
	グリーンガム	ロッテ	銅クロロフィル
	クロレッツ（粒状）	ワーナーランバート	銅クロロフィルNa, アクチゾル
	クロレッツ（板状）	ワーナーランバード	銅クロロフィルNa, アクチゾル
	キスミントガムエチケット用	江崎グリコ	果実フラボノイド
	タバコのあとのガム	カネボウ	植物抽出物（シソ, コンフリー）
	クールシーズガム	アルマン	l-メントール
	クールウィンズガム	アルマン	l-メントール
	キャンビーズ	アルマン	l-メントール
	バイテク消臭ガム	環境科学	フラボノイド, クロロフィル
キャンディ	クロレッツキャンディ	ワーナーランバート	メントール
	グリーンキャンディ	ロッテ	フラボノイド, クロロフィル
グ ミ	SHE HER HER	カンロ	メントール
	ツミック（グリーンミント）	ブルボン	緑茶フラボノイド, クロロフィル, 茶抽出物
	森の散歩径	明糖産業	フラボノイド, 茶抽出物
	スーパーすっきり飴（おくち）	カネボウ	CD, フラボノイド, クロロフィル, ユッカエキス
	会話のマナーに一粒	森下仁丹	CD
	食後のマナーに一粒	森下仁丹	CD
	根こんぶエチケットキャンディ	ユニチカリサーチラボ	植物エキス
	ピュアボイス	ポッカ	
	お口のリフレ	池田薬草	CD, 霊芝
	気になるゴリラ　グミ	味覚糖	植物繊維抽出物
清涼飲料	烏龍香茶	カルピス食品工業	緑茶エキス
	気になるゴリラ	ロート製薬	植物繊維抽出物
	セ・ラ・ヴィ	サッポロビール	緑茶エキス
	スマッシュ	ゼリア新薬工業	マッシュルームエキス
	お口専科	東海貿易	緑茶抽出エキス, クロロフィル
	どくだみエチケット	ユニチカリサーチラボ	どくだみエキス
	ハーブエチケット	ユニチカリサーチラボ	ハーブエキス
	ローヤルゼリーエチケット	ユニチカリサーチラボ	ローヤルペリーエキス
	ティーショット	日本鉱業	緑茶抽出エキス
固形発泡飲料	ナート	奥野製薬工業	大豆抽出物, 穀類抽出物, CD
その他	グリーン仁丹	森下仁丹	銅クロロフィルNa, ダイズレシチン, l-メントール, ペパーミント
	クリスタルデュー	森下仁丹	l-メントール, ペパーミント油,
	リコラ	森下仁丹	リコリスペパーミント, カンゾウ, ケイヒ, ケイヒ油
	ナート（粒）	奥野製薬工業	植物抽出エキス, CD
	クールシーズ	アルマン	l-メントール
	キャンビーズ	アルマン	l-メントール
	エービービー	グレラン製薬	CD

CD：サイクロデキストリン　　　　　　　　　　　　　　　　　食品と開発 (1990)

か，食欲が出たり抑えられたり，タバコがいやになったりする香料も提案されているが，今のところほとんど理論はわかっていない。

なお，生体内でのフレーバー生成経路をも含めたバイオ技術とフレーバーとの係わり，フレーバー酵素については各々優れた総説（畑江，1986）や実験成績（安本，岩見，1983）があるので参照されたい。

一方，消臭，マスキングを目的とする成分も多種開発されており（表14），さらに口臭防止ガム，口臭防止ドリンク剤なども商品化されている。天然成分としては緑茶，ウーロン茶，甜茶などの茶類の抽出物（消臭はフラボノイド類によるとされるが，そのほかの様々な成分が相乗効果により機能が強化されるという），また，米ヌカ，ダイズ，ウラジロガシ，ユッカなどの抽出物がある。そのほか，コンブリー（ムラサキ科多年草）やクロレラ，クワの葉より抽出されたクロロフィルにも同様の効果が認められている。

香気成分ピラジン

食品の香気成分としてアミノ酸と糖のアミノカルボニル反応で生じるピラジン類があるが，最近そのピラジンがやはりトロンボキサンA2合成抑制に働くことがわかっている。2-プロピルピラジン，2,5-ジメチル，3-イソブチルピラジンなどによる抗血小板凝集効果は医薬品であるアスピリンよりも強く，またヒトの摂取量の100倍量以上をラットに12～14週間投与しても，毒性のないことが確認されている。

■参考文献

- 日刊工業新聞,62.9.7.「制ガン剤,LC9018―抗腫瘍作用のメカ解明」
- 伊東祐四:「食品開発のためのバイオ技術活用法」,N・T・S, p. 117 (1988)
- 西宗高弘:食生活研究, 13:32 (1992)
- 遠藤　章:発酵と工学, 43:544 (1985)
- 農化関東支部シンポジウム講演要旨集, p. 7 (1986)
- 辻　啓介ら:農化大会講演要旨集, p. 216 (1986)
- 戸倉清一, 西　則雄:高分子, 35:452 (1986)
- Suzuki, K., et al.: *Microbiol. Immunol.*, 30:77 (1986)
- Hogervorst, E., et al. : *Dement Geriatr Cogn Disord.*, 26, 50 (2008)
- 金子今朝夫:「カニ殻健康法」, すばる書房 (1990)
- キチン,キトサン研究会:「最後のバイオマス　キチン・キトサン」, 技報堂出版 (1988)
- 樽井庄一:食品と開発, 28, 47 (1993)
- 伊東祐四:「食品開発のためのバイオ技術活用法」, p. 115, N・T・S (1988)
- 古谷　力:発酵と工学, 41, 96 (1983)
- 古川孝文ら:「植物組織培養の技術」, p. 169, 朝倉書店 (1983)
- 伊沢一男, 高橋よしたか:「健康酒, 健康茶, ドリンクス百科」, p. 146, 杉並図書 (1985)
- 田中　博ら:「食べて治す医学大事典」, p. 482, 主婦と生活社 (1992)
- 岩垂荘二:「50年前日本空軍が創った機能性食品」, p. 17, 光琳 (1992)
- 矢澤一良ら:第29回油化学討論会, 油化学研究発表会講演要旨集, p. 90 (1990)
- DHA高度精製抽出技術研究組合設立趣意書
- 山本順寛:「生体の脂質過酸化物を測る」, 現代化学 (1985)
- 日経編集部:日経トレンディ, 84, 71 (1994)
- 丹羽靭負, 本山　示:製薬工場, 7, 129 (1989)
- 丹羽靭負: *Pharm. Tech. Japan*, 3, 1067 (1987)
- Miller, T.: *J. Bacteriol.*, 98, 949 (1969)
- Cameron, E. and Pauling, L.: *Chem. Biol. Interactions*, 9, 273 (1974)
- 村田　晃:蛋白, 核酸, 酵素, 20, 593 (1975)

- 浦野　元, 白幡　聡：からだの科学, 171, 64 (1993)
- 日経編集部：日経トレンディ, 84, 63 (1994)
- 福澤健治：食の科学, 177, 36 (1992)
- 伊東祐四：「食品開発のためのバイオ技術活用法」, p. 111, N・T・S (1988)
- 斉藤　浩, 木村雄吉, 坂本知紀：栄養と食糧, 29, 505 (1976)
- Nakatani, N., *et al.* : *Agr. Biol. Chem.*, 44, 2831 (1980)
- Inatani, R., *et al.* : *Agr. Biol. Chem.*, 45, 667 (1981)
- 藤尾秀治ら：日本工業学会誌, 18, 241 (1969)
- 岩井和夫, 中谷延二：「香辛料成分の食品機能」, 光生館 (1989)
- Villar, A. *et al.* : *J. Pharm. Pharmacol.*, 36, 820 (1984)
- Erben-Russ, M., Bors, W., Saran, M, : *Int. J. Radiat. Biol*, 52, 393 (1987)
- Uchida, S., *et al.* : *Med. Sci. Res.*, 15, 831 (1987)
- 川島啓助：化学と生物, 20, 215 (1984)
- キッコーマン：日経産業新聞, 61.9.30.
- 大柳春彦：「SODと活性酸素調節剤」, p. 253, 日本医学館 (1989)
- Cordy, D. R. : *Cornell Vet.*, 44, 310 (1954)
- Iwata, S., *et al.* : *J. Occular Pharmacol.*, 3, 227 (1987)
- Kimura Y., *et al.* : *J. Natural Products*, 50, 392 (1987)
- 村尾沢夫：発酵と工学, 43, 43 (1985)
- 合同酒精：特開昭, 61-47515, 61-48920
- 伊東祐四：「食品開発のためのバイオ技術活用法」, p. 116, N・T・S (1988)
- 宮崎良文：「フィトンチッドと健康生気象学の事典」, p. 230, 浅倉書店 (1992)
- 宮崎良文：医食同源の最新科学（現代農学　臨時増刊号）, p. 117, 農文協 (1993)
- 畑江成郎：「バイオ技術とフレーバー」, フードケミカル, 2, 44 (1986)
- 安本教伝, 岩見公和：「フレーバー酵素」, 食品工学と酵素, 一島英治編, p. 219, 朝倉書店 (1983)
- 食品と開発編集部：食品と開発, 27, 22 (1990)

世界の伝統食品, 生薬

1 伝統的発酵食品

　我が国にも古くから一般大衆に親しまれた生薬, 万金丹, 陀羅尼助, 中将湯(鈴木, 1991), ナスの黒焼(小泉, 1921)などは機能性素材の宝庫といえよう。

　また, 日常我々が口にしている日本の発酵食品中にも多くの伝承的効能が知られている。

▶納　　豆

　納豆は, 我が国で1,000年以上食べられて来た歴史があり, 納豆は納豆菌(*Bacillus subtilis natto*)を蒸煮大豆に接種して作る。

　古来から利用されている食用納豆菌と飼料用納豆菌を用いた発酵による有用成分の比較を行った実験では, 飼料用納豆菌による発酵物は, 赤い胞子を形成し, その中にはナットウキナーゼ活性がほとんどないことが明らかになっている(須見ら, 2011)。分離的には, 納豆菌は枯草菌の亜種ということになるが, 枯草菌の生産するプロテアーゼ(サブチリシンやトリプシンなど)と納豆菌の生産するナットウキナーゼは別物であり, 真の納豆菌はナットウキナーゼを産生するということである。つまり, ナットウキナーゼを生産する納豆菌で発酵させたものが, 納豆の定義ということである。

　納豆には, これまで血栓溶解作用, 血圧降下作用, 制がん, 骨粗鬆症予防など様々な機能性についての報告がある(須見, 1990)が, 近年, カリクレイン-キニン系による血圧降下作用(Ikeda S. *et al.*, 2007), エラスターゼやコラゲナーゼ活性(Sumi H. *et al.*, 2011)についても明らかになってきている。

▶テンペ

　テンペは大豆を*Rhizopus*属糸状菌で培養したインドネシアの伝統的な食品である。テンペは, 納豆のようなニオイや粘りがなく, 基質の大豆と同様の栄養機能をもつ他, 抗菌性, 慢性的下痢症への効果, 整腸, 抗酸化, コレステロー

ル減少効果など，様々な機能性を有する（岡田，1990）。

最近では，テンペにポリアミンが多く含まれていることから注目されている。ポリアミンは，老化や生活習慣病の原因である"炎症"を抑制することが報告されており，老化防止などアンチエイジング効果，動脈硬化などの生活習慣病の予防が期待されている（第Ⅲ編，ポリアミン参照）。

また，テンペのアミダーゼ活性は比較的強く，カルシウムイオンやマグネシウムイオン存在下で数倍高まることが分かっている（Sumi H., et al., 2011）。さらに，常圧蒸留により初留分画中にADP，コラーゲンを惹起物質とした場合に血小板凝集を抑制する強い活性が認められており，その物質は分子量が小さく，吸収されやすいものと考えられている（Sumi H., et al., 2011）。

▶焼　　酎

本格焼酎は日本古来の蒸留酒として，主に南九州で生産・消費されてきた。それが，1980年代から現在に至るまでのブームによって全国に拡がり，日本の代表的な蒸留酒としての地位を確立した。消費が拡大した一因として，本格焼酎の"酔い醒めが良く，二日酔いになり難い"といった一般的な経験論によるものと考えられるが，科学的根拠は明らかにされていない。

発酵と腐敗

　　発酵食品というと，味噌や醤油，納豆，ヨーグルトなどを思い浮かべるであろう。発酵とは，微生物を用いて糖やタンパク質を分解させ，ヒトの生活に有用な食品を作り出すことをいう。では，「くさや」はどうだろう。初めて臭った人はきっと「腐っている」と思うのではないだろうか。しかし，「くさや」はれっきとした発酵食品である。くさやは，開いた新鮮な魚を，くさや液に8～20時間位漬け込み，くさや液をよくなじませてから真水で洗浄し，天日で1～2日位干して作る。できたくさやは，普通の干物と比べると2倍近く保存が効く。それは，くさや液中に存在する微生物（ほとんどがCorynebacterium属の細菌）のためであり，それらが生産する抗菌物質により他の食中毒や腐敗菌は増殖できないからだ。「ふなずし」や「しょっつる」なども同じで，発酵と腐敗は，食品や微生物の種類，分解されてできた物質の違いによるものではなく，ヒトの価値観によって決まるのである。

一方，本格焼酎の機能性の1つとして，血管内皮細胞で合成されるポリペプチドである plasminogen activator（PA），特に u-PA による血中線溶亢進が認められている。

また，焼酎原酒を常圧蒸留装置により蒸留初期（初留）から蒸留後期（後留）までの6段階に分画し，線溶活性を調べた結果，揮発性の高い初留分画（低沸点分画）に強い抗凝集活性があることが明らかになっている。（須見ら，2011）。これは，血管内皮細胞に働く PA とは異なる作用機序であり，アスピリン様に働くことで血液凝固-線溶系をコントロールできると推測される。

そのほか，これまでに日本醸造協会誌にまとめられた食品中の主な機能性については下記を参照のこと。

▶味噌（コレステロール抑制，抗腫瘍性，抗変異原性，放射性物質の除去，胃潰瘍防止，抗酸化作用など）（海老根，1990）

▶酢（消化液の分泌促進，疲労回復，糖尿病，肥満防止，血圧上昇防止，老化防止，血中エタノール濃度上昇遅延，抗腫瘍物質，栄養補給効果など）（柳田，1990）

▶ワイン（食欲増進，循環器系，糖尿病，抗菌性，精神安定効果など）（有泉，1990）

世界の薬味"ショウガ"

漢方生薬（生姜：しょうきょう）としても大変用途が広く，大脳皮質を興奮させる，新陳代謝を高め身体の機能を亢進させ，病気の治癒を促す，胃液の分泌を抑えストレス性潰瘍を防ぐ，コレステロール低下作用などの様々な働きがある。

また，生ショウガと干ショウガを症状によって使い分けるというところが面白い。例えば，肝臓障害の抑制には"生"を，鎮痛，鎮咳，解熱には"干"がよい。風邪気味の時に飲むショウガ湯には少し干したものがよいということである。

さて，このショウガ，実はアジアのスパイスとしては胡椒よりも早く，ヨーロッパに到着したそうである。14世紀のヨーロッパでは大変な貴重品であり，450gのショウガで羊一頭が買えたとか。ジンジャエールも，今では炭酸飲料となっているが，当時は貴族の飲み物で，貴重なショウガの粉をエール（当時のホップなしのビール）に振りかけてできた一種のドリンク剤であった。

▶清酒(ストレス解消,抗貧血,細胞老化抑制,免疫系制御効果など)(高橋,1990)
▶発酵乳(寿命延長,栄養価向上,整腸,コレステロール低下,制癌,免疫機能への影響など)(高野,1990)
▶ビール(利尿,胃液分泌促進,心臓病,鎮静,睡眠,抗菌性,ホルモン作用など)(十川,1990)
▶中国薬酒(滋補と怯風,薬理作用)(大谷,1990)
▶醤油(胃液分泌,血圧降下,殺菌,抗酸化,抗腫瘍,放射線誘発異常の防除効果,そのほか長時間動物実験試験など)(大下,1990)
▶醸造貯蔵中にできるメイラード反応(抗酸化,変異原抑制,化学発癌抑制,ACE阻害作用)(早瀬,1993)

2 漢方・生薬

　一方,複数の生薬を素材として,それを決められた構成に従って組み合わせたのが漢方薬であるが,その生薬には草木など植物から作られるものが多い。中には艾葉(ガイヨウ；草餅に使われるヨモギ),山薬(サンヤク；山芋),葛根(カッコン；くず)や生姜(ショウキョウ；ショウガ)など,我々が食用にするものも多い。食物の中でも体への作用がより際立ったものが取り出されて薬になったというわけである。

　表15は,急性の発熱を伴う病気や呼吸器系,胃腸障害や肝機能障害など幅広く処方されている小柴胡湯(ショウサイコトウ)の組成例である。7種類の生薬の薬理作用もわかっているものだけで,まだほかにも有効成分はたくさんあると思われる。

　漢方でよく使われる植物性生薬の23種類の主成分と作用についてを表16に示す(大塚,1990)。

表15 小柴胡湯の構成生薬と薬理活性

柴 胡 (サイコ)	中枢抑制作用（サイコサポニン b1, サイコゲニン A），抗炎症作用（サイコサポニン a, c, d），抗アレルギー作用（サイコサポニン b1, b2），肝障害抑制作用，溶血作用，膜保護作用（サイコサポニン d），タンパクの分解と合成促進，グリコーゲン増加作用，血中コレステロール低下作用，アドレナリン，ACTHによる脂肪合成およびインスリンによる脂肪分解促進抑制作用（サイコサポニン a, d），抗潰瘍作用（ペクチン性多糖）	黄 芩 (オウゴン)	抗炎症作用，抗アレルギー作用（バイカリン，バイカレレイン），抗インフルエンザウイルス作用（5, 7, 4-トリヒドロキシフラボン）
		大 棗 (タイソウ)	抗補体活性（アラバン），アドレナリンβ作用（水抽出物）
		甘 草 (カンゾウ)	抗潰瘍作用，抗炎症作用，抗アレルギー作用，慢性肝炎に対する有効性（グリチルリチン），抗炎症作用（グリチルリチンの18α-H オレアナン型異性体），鎮痛作用（リグイリチン），抗潰瘍作用（水溶性フラボノイド分画）
人 参 (ニンジン)	中枢興奮作用，降圧作用，抗疲労作用（ジンセノサイド Rg-1），中枢抑制作用，精神安定作用，降圧作用（ジンセノサイド Rb-1），血清タンパク合成促進作用，解糖系促進作用，インスリン様作用，コレステロールのターンオーバー促進作用，細胞分裂促進作用（ジンセノサイド類），血糖降下作用（グルカン），抗潰瘍作用（ペクチン様多糖），免疫賦活作用（ペクチン様多糖）	半 夏 (ハンゲ)	鎮吐作用（アラビナン），鎮咳作用（l-エフェドリン），胃酸分泌抑制，去痰，血圧降下作用
		生 姜 (ショウキョウ)	鎮痛作用，睡眠増強などの中枢作用，一過性の血圧上昇作用と降圧作用，鎮吐作用，中枢を介した胃運動抑制作用，プロスタグランジン生合成抑制に由来する解熱，鎮痛，抗炎症作用（ジンジェロール，ショーガオール）

薬膳メニューの例

銀杏宮灯：かしわ（鶏肉），ニンジン，ギンナン松の実の炒め物（健胃，健肺，滋養強壮）

天麻牛肉片：天麻（オニノヤガラの根茎）と牛肉の炒め物（高血圧，頭痛，めまい）

人参炒鶏片：中国ニンジンとかしわの炒め物（滋養強壮，体力増強，不眠）

枸杞炒蝦仁：クコとエビの炒め物（健胃，健腎，精力増強，視力回復）

湘蓮富貴鴨：アヒル，エビなどを炒め，ハスの葉に包んで4時間蒸したもの（健胃，健肺，滋養強壮，活力増強）

このほかにも多くの種類がある。調理の味付けは化学調味料を使わず，塩，ニンニク，コショウ，醤油などすべて天然品を使う。

表16 漢方でよく使われる植物性生薬

名　　　前	主成分	作　　用
葛根（カッコン）	ダイゼイン，ゲスチン	鎮痙作用，解熱作用
黄芩（オウゴン）	バイカリン，バイカレレイン	抗アレルギー作用，抗炎症作用，利胆作用
甘草（カンゾウ）	グリチルリチン，リクイリチンなど	鎮静，鎮痙，抗潰瘍，慢性肝炎に対する作用
黄連（オウレン）	ベルベリン，コプチシン	鎮静作用，鎮痙作用，健胃作用，抗菌作用，血圧降下作用
桂皮（ケイヒ）	ケイヒアルデヒド	鎮痙，鎮静作用，解熱作用，末梢血管の拡張作用，抗血栓作用，抗炎症作用
柴胡（サイコ）	サイコサポニン，ペクチン（多糖）	中枢抑制作用，平滑筋の弛緩作用，抗消化性潰瘍作用，抗炎症作用
地黄（ジオウ）	カタルポール，オークビン	血糖降下作用，血液凝固の抑制作用，利尿作用
山梔子（サンシシ）	ゲニポサイド，ゲニピン	鎮静作用，利胆作用，胃液分泌の抑制作用，瀉下作用
厚朴（コウボク）	マグノロール，ホーノキオール，マグノクラリン	鎮静，消炎，抗潰瘍作用
桔梗（キキョウ）	プラチコジン，イヌリン	鎮痛，鎮静作用，解熱作用，鎮咳作用，末梢血管の拡張作用
生姜（ショウキョウ）	ジンジェロール	中枢抑制，解熱，鎮痛，抗けいれん，鎮咳，鎮吐作用
芍薬（シャクヤク）	ペオニフロリン	神経鎮痛作用，末梢血管拡張作用，抗炎症作用，抗アレルギー作用，免疫賦活作用
当帰（トウキ）	リグスチライト，ファルカリノール，ペクチン，アラビノガラクタン	中枢抑制作用，解熱・鎮痛作用，血液凝固抑制作用，抗炎症作用，免疫賦活作用
大棗（タイソウ）	サポニン，ペクチン	抗アレルギー作用，抗消化性潰瘍作用，抗ストレス作用
半夏（ハンゲ）	アラビナン，エフェドリン	中枢抑制作用，鎮吐，鎮静，鎮痙作用
茯苓（ブクリョウ）	パキマン	利尿作用，抗胃潰瘍作用
人参（ニンジン）	ジンセノサイド（サポニンの一種）	中枢興奮作用，中枢抑制作用，疲労回復促進効果，抗ストレス作用，強壮作用
附子（ブシ）	ハイゲナミンなどのアルカロイド	鎮痛，強心，血管拡張作用
麻黄（マオウ）	エフェドリン，メチルエフェドリン	中枢興奮剤，交感神経の興奮作用，鎮咳作用，血圧降下作用，発汗作用
苡仁（ヨクイニン）	フレデリン，コイキセノライド	中枢抑制作用，筋弛緩作用
牡丹皮（ボタンピ）	ペオニフロリン，ペオノール	鎮静・鎮痛作用，抗炎症作用，月経困難症の改善

3 アーユルヴェーダ

アーユルヴェーダ（Ayurveda）は5000年以上の間インドの日常生活において実践されてきた治療体系であるが，以下のものは多くの中から日常生活で使うことのできる食品類を選んだものである（幡井，1990）。

▶アルファルファ

ビタミンE発見の植物として有名であるが，この薬草は渋くて少し苦い味がするが，抗炎症作用がある。大腸の毒素を解毒するのに非常に有効である。また，アルファルファは自然の鎮痛剤でもあり，坐骨神経痛のような病気を治療するのに使うことができる。

▶アロエ

歴史上最も重要な野生生薬の1つで，生汁は火傷の治療に使われるほか，新鮮なアロエの葉肉のゼリーが，生理中の子宮の痙攣痛で悩む女性によい。また，局所につけると膣ヘルペスにも有効。

▶アギ

生の根茎に切れ目を付けて得た褐色を帯びたガム樹脂が，向精神薬，鎮痛薬，去痰，駆風薬として神経症，気管支炎，肺炎，喘息に使われる。

▶重曹

ヒヨコ豆や黒豆と重曹を一緒に調理すると豆の煮えるのが速い。重曹はまた制酸剤でもある。一摘みの重曹をコップ一杯の温水とレモン半分のジュースに混ぜると，呑酸，ガス，消化不良を和らげる。お風呂にカップ半分の重曹を入れると循環を助け，皮膚を柔らかくする。重曹は皮膚感染症を軽快させ蕁麻疹，湿疹をよくするなど皮膚の健康と衛生状態を改善し，維持する作用がある。

▶菖蒲根

成分は，苦い芳香性の精油や苦味質のアコリン，去痰剤として使われたり，催吐剤にもなる。

また，菖蒲根は記憶力をよくするのにも用いられ，朝と夜に，粉にした菖蒲根一摘みを茶匙4分の1から半分の蜂蜜と一緒に摂るとよいとされる。

▶カルダモン

成分は，精油（テルピネン・テルビネオール），シネオール，デンプン，ゴ

ム質，黄色色素。心臓と肺を強化し，また腹満を軽減させる。さらに鎮痛剤にもなる。心を研ぎ澄ませたり気道を拡張させ呼吸を楽にさせる作用もある。

▶ヒマシ油

ヒマシ油は90％がリシノレイン酸のグリセライドであり，峻下剤として慢性の便秘や食中毒による急性の下痢に，また浣腸剤としても使われる。また，リュウマチに対する薬草として，あるいはヒマの根のお茶がうっ血を取る作用や，抗関節炎作用，抗炎症作用を持ち，痛風に有効。

▶シマトウガラシ（カイエン・ペッパー）

成分はカプサイシン，カプシカイン，アルカロイド，ビタミンC。食欲増進剤となるほか，風邪，咳，鼻閉塞にも効果を持つ。

内科的には，シマトウガラシをカプセルに詰めて用いるが，1日2～3回，2カプセルずつ飲むと，血液の凝固が溶けやすくなる。

▶シナモン

シナミックアルデヒドを主とする精油に駆風，健胃，解熱発汗，鎮痛，防腐作用などがある。

▶クローブ（丁子）

成分は，オイゲノールなどの精油が約15％で，ほかにガロタンニン，カリオフィリンなどを含む。

クローブ油が歯痛を和らげるのに使われ，また乾燥させた花のつぼみが芳香性興奮，鎮痛，駆風薬や芳香剤，防腐剤として使われている。

▶コエンドロ（コリアンダー）

成分は精油のボルネオール，コリアンドール，α-ピネン，β-ピネン，テルピネンなどで，消化を助ける刺激剤であり，腹満，消化不良，嘔気，嘔吐によい。また，種は天然の利尿剤で，排尿時の灼熱感によい。

▶クミン

成分はクマアルデヒドやテルペン，クミン・アルコール，ピネンなどの精油や脂肪油などを含む。消化を助け食物の味をよくしたり，消化液の分泌を促す。また，腹痛やけいれんを和らげる。

▶亜麻仁

成分は，脂肪油としてリノール酸，リノレン酸，オレイン酸などの不飽和脂

肪酸とステアリン酸やパロミチン酸などの飽和脂肪酸であり，ほかに粘液質，ペクチン，青酸配糖体などが含まれる。亜麻仁は緩下，去痰，うっ血除去作用があり，お茶にして用いられる。

▶ニンニク

成分は，二硫化アリル，二硫化プロピルアリルなどの精油やビタミンA，B_1，B_2，C，アリシン，アリセトインⅠ，Ⅱを含む抗菌性物質，酵素など。消化や吸収を助け，良好な若返り薬でもある。また，耳の異常を治療するために，ニンニク油を夜の間に3〜4滴外耳孔に滴下し，綿花で覆っておくというのもある。

▶ギー

非常によい食欲増進剤となるほか，知性，理解力，記憶力，アーユルヴェーダでいわれる「オージャス」を高める。温かいミルクと一緒にとると便秘によい。種々の薬草と一緒に使われると，薬効を組織にゆきわたらせる作用を持つ。

▶ショウガ

成分はカンフェン，フェランドレン，ジンギベリンなどの精油や樹脂，デンプン，ジンゲオール，ショーガオールなど。食物の消化，吸収，同化を助け，また，喉の炎症や風邪，鼻閉塞や鼻の異常を軽快させる。さらに，外用として関節や筋肉の痛みに使うことができる。循環を促進し，うっ滞したエネルギーを解放させることにより痛みを和らげるのである。

▶ツボクサ

成分は，サポノサイドの一つであるアシアティコサイドという抗菌作用と肉芽形成促進作用を持つ物質が主であるが，インドセントイン酸，アルカロイドのハイドロコチリン，ビタミンC，タンニン，精油，ペクチンなどを含む。ストレスを和らげ，心を静める。また，うっ血を除去して，鼻症状を軽快させる。

▶蜂　蜜

多くの薬物の媒体として用いられる。また，すばらしい血液浄化剤でもあり，目や歯によい。風邪，喉，鼻閉塞もよくする。

▶甘　草

主成分であるグリチルリチンは抗炎症作用や肝機能改善作用，免疫賦活作用を持つとしてすでに西洋医薬で頻用されているが，そのまま薬として用いる

と，喉，風邪，鼻閉塞を軽快させる。また，コップ2, 3杯の濃い甘草茶は嘔気，嘔吐を起こさせ，それによって胃にたまった余分の粘液や胸部にうっ滞した余分の粘液の排除を助ける。また，胆嚢の炎症には非常に効果があるとされる。

▶カラシ（マスタード）

鎮痛剤として使われ，筋肉痛に効く。また駆虫薬や鼻閉塞除去剤にもなる。

▶ナツメグ

ミルクと一緒に摂ると，心臓や脳に対する強壮剤として作用する。精力を高める作用もある。排尿調節障害，全身倦怠，下痢，ガス，腹部の鈍痛ばかりでなく，食欲低下や肝臓，脾臓障害にも有効。

▶タマネギ

蒸気は含硫黄アミノ酸を含み，目には刺激性で鼻水や涙を出させる。タマネギは感覚器官を刺激するので，ふらつきやめまいがしたときはタマネギを細かく刻んで蒸気を吸うとよくなる。また，消化を助け，セックスエネルギーを刺激する。さらに，点眼したり経鼻的に吸入すれば急性のけいれん発作にも効く。コップ半分の新鮮なタマネギジュースと一緒に茶匙2杯の蜂蜜を飲むと喘息，咳，けいれん，嘔気，嘔吐によいというのもある。

▶黒コショウ

消化液の分泌を促し，食物の味をよくするほか，便秘，乾性の痔核，腹満，食欲低下によいとされる。

▶塩

たいていの人は塩は単に食物の味をよくするものだと思っているが，薬効も持っているのである。塩は水を含む海の副産物であり，アーユルヴェーダでいわれる「ピッタ」と「カパ」を増強させる。調理には小量ずつ用いるべきである。

塩はガスや腹満を軽減させる。口腔を浄化し消化管の分泌を促し消化を助ける。また，体表のむくみを取るのにも使われる。フライパンで熱して布の袋に入れ，それを体表からあてるのである。また天然の鎮痛剤でもあり，体表から痛む局所にあててもよい。排泄も促す。濃い塩の溶液を2, 3滴微鼻孔に入れると，カパが浄化されて鼻閉塞が治る。

▶ウコン

　良好な血液浄化剤であり，消化を助けうっ滞を除き強壮剤としても働く。咳や喘息などの呼吸器系の病気に効果がある。特に，うがい薬として用いると，扁桃の炎症や喉のうっ血などをよくする。また，糖尿病に対してもウコンが効くとされる。

▶ウマダイオウ（ナガバギシギシ）

　緩下作用や，血液浄化作用，抗炎症作用がある。関節炎症状や自発痛，圧痛，発赤などを軽減させるのに使われる。お茶にして飲めば，皮膚炎，痔出血，首や背中，腋の下の炎症性発疹にも有効とされる。

4 ジャムウ

　インドネシアの伝統的治療薬である（高橋，1983；Bhagawan & Jumius, 1983）。そのなかの多くは食べられる生薬であり（表17），この中からも今後いくつかの機能性食品素材が開発されよう。

表17　ジャムウ（Jamu）

配合生薬

ジャワ名・インドネシア名	学名・（　）内はサンスクリット名	和　名	科　名
1　Adas	*Foeniculum vulgare* Mill. Umbelliferae. (*Madhurika*)	ういきょう	せり科
2　Adem ati	*Litsea chinensis* Lam. = *L. sebifera* Pers. Lauraceae. (*Garbijam*)		くすのき科
3　Anyang-anyang	*Elaeocarpus grandiflora* Sm. Elaeocarpaceae.	おおばなほとのき	ほるとのき科
4　Aren = Enau	*Arenga pinnalta* Merr. Palmaceae.	砂糖やし	やし科
5　Asem	*Tamarindus indica* L. Leguminosae. (*Tintrini, Amlikā*)	たまりんど	まめ科
6　Bathok	*Cocos nucifera* L. Palmacese.	ここやし	やし科
7　Bawang = Bawang putih	*Allium sativum* L. Liliaceae. (*Laśuna*)	おおにんにく	ゆり科
8　Bawang merah	*Allium cepa* L. Liliaceae.	赤たまねぎ	ゆり科
9　Belimbing wuluh	*Averrhoa bilimbi* L. Oxalidaceae.	びりんびん	かたばみ科
10　Bengle	*Zingiber cassumunar* Roxb. Zingiberaceae.	ぽんつくしょうが	しょうが科
11　Beras	*Oryza sativa* L. or *Oryza* spp. Gramineae.	いね	いね科

世界の伝統食品，生薬　155

表17（続き）

ジャワ名・インドネシア名	学名・（　）内はサンスクリット名	和　名	科　名
12 Brotowali	Tinospora crispa Miers. Menispermaceae.	いぼつづらふじ	つづらふじ科
13 Cabe = Cabe jawa	Piper retrofractum Vahl. Piperaceae. (Pippali)	じゃわながこしょう	こしょう科
14 Cangkring	Erythrina fusca Lour. Leguminosae.	ながはでぃご	まめ科
15 Cendana	Santalum album L. Santalaceae. (Candana)	びゃくだん	びゃくだん科
16 Cengkeh	Syzygium aromaticum Merr. Myrtaceae. (Lavaṅgaha)	ちょうじ	ふともも科
17 Ceplik sari = Cepulukan	Physalis angulata L. Solanaceae.	せんなりほうずき	なすび科
18 Dadap serep	Erythrina subumbrans Merr., Leguminosae.	こばなでぃご	まめ科
19 Delima putih	Punica grantum L. Punicaceae. (Dādima)	ざくろ	ざくろ科
20 Dringo = Jarin-gau	Acorus calamus L. Aracceae. (Vacā)		さといも科
21 Duwet = Jamb lang	Syzygium cumini Skeeds. Myrtaceae. (Jambū)	むらさきふともも	ふともも科
22 Gagan-gagan = Kaki-kuda	Hydrocotyle asiatica L. Umbelliferae. (Brāhmi)	つぼくさ	せり科
23 Gudang klutuk = Pisang biji	Musa malaccensis Ridl. Musaceae.	まらいやまばしょう	ばしょう科
24 Gempur = Gumpurbatu	Borreria hispida Hook. f. = B. articularis Williams. Rubiaceae.	つるふたばむぐら	あかね科
25 Inggu	Ruta angustifolia Pers. Rutaceae.		みかん科
26 Jahe = Halia	Zingiber offcinale Rosc. Zingiberaceae. (Sunthi)	しょうが	しょうが科
27 Jambu klutuk = Jambi biji	Psidium guajava L. Myrtaceae. (Bahubija)	ばんじろう	ふともも科
28 Jangkang	Sterculia foetida L. Sterculiaceae.	やつであおぎり	あおぎり科
29 Jenitri	Elaeocarpus sphaericus Schum. Elaeocarpaceae.	いんどじゅずのき	ほるとのき科
30 Jeruk pecel = J. nipis	Citrus aurantifolia L. Rutaceae. (Nāgaraṅga)	らいむ	みかん科
31 Jeruk purut	Citrus hytrix D.C. Rutaceae.	こぶみかん	みかん科
32 Johkeling	Terminalia chebula Retz. Combretaceae. (Haritaki, Jangi haritaki)	みろばらんのき	しくんし科
33 Jongrab	Baeckea frutescens L. Myrtaceae.	びゃくしんもどき	ふともも科
34 Jun pandan	Rhus continus L. Anacardiaceae	しなはぜ	うるし科
35 Kapulaga	Amomum compactum Soland ex Maton. Zingiberāceae. (Elā)		しょうが科
36 Kayu angin = Rasuk angin	Usnea barbata Fries., U. misaminensis Vain. Usneaceae.		さるおがせ科
37 Kayu legi	Glycyrrhiza glabra L. Leguminosea. (Yastimadha)	かんぞう	まめ科

表17（続き）

ジャワ名・インドネシア名	学名・（ ）内はサンスクリット名	和名	科名
38 Kayu manis = Manis jangan	Cinnamomum burmani Nees ex Bl. Lauraceae.	じゃわにくけい	くすのき科
39 Kayu rapet	Parameria laevigata Moldenke. Apocynaceae.		きょうちくとう科
40 Kedawung	Parkia roxburghii G. Don. Leguminosea	ふさまめのき	まめ科
41 Kejibeling	Sericocalyx crispus Bremeh. Acanthaceae.		きつねのまご科
42 Kelapa	Cocos nucifera L. Palmaceae	ここやし	やし科
43 Kelintang = Kelor	Moringa oleifera Lamk. Moringaceae. (Sobhānjana)	わさびのき	わさびのき科
44 Kembang sari = Sekar sari = Tapak dara	Catharanthus rodeus G. Don. Apocynaceae.	にちにちそう	きょうちくとう科
45 Kemukus	Piper cubeba L. Piperaceae. (Kankola)	くべば	こしょう科
46 Kenanga	Canangium odoratum Baill. Annonaceae.	いらんいらんのき	ばんれいし科
47 Kencur	Kaempferia galanga L. Zingiberaceae.	ばんうこん	しょうが科
48 Ketumbar = Tumbar	Coriandrum sativum L. Umbelliferae. (Dhānyaka)	こえんどろ	せり科
49 Klembak jampi = Klembak pucuk	Rheum offcinale Baill., Rheum spp. Polygonaceae. (Revutchini)	大黄	たで科
50 Krangean	Litsea cubeba Pers. Lauraceae.		くすのき科
51 Kremak	Alternanthera sessilis R. Br. Amaranthaceae.	つるのげいとう	ひゆ科
52 Kunci = Temu kunci	Boesenbergia pandurata Schl. Zingiberaceae.	おおばんがじゅつ	しょうが科
53 Kunci pepet = Temu putih	Kaempferia rotunda L. Zingiberaceae.		しょうが科
54 Kunyir = Kunyit	Curcuma domestica Val. Zingiberaceae. (Haridra-)	うこん	しょうが科
55 Laos = Lengkuas	Alpinia galanga Sw. Zingiberaceae. (Kulinjāna)	なんきょう	しょうが科
56 Legundi	Vitex trifolia L. Verbenaceae. (Sinduvāra)	なんようはまごう	くまつづら科
57 Lenga putih = Kayu putih	Melaleuca leucendra L. Myrtaceae.	かやぶで	ふともも科
58 Majakan	Quercus infectoria Oliv. Fagaceae. (Mayaphala)		ぶな科
59 Merica bolong = Buah Kayu putih	Melaleuca leucendra L. Myrtaceae.	かやぶて	ふともも科
60 Merica buntet = Buah Krangean	Litsea cubeba Pers. Lauraceae.		くすのき科
61 Mesoyi	Cryptocarya massoy Kosterm. Lauraceae.		くすのき科
62 Mrica = Lada	Piper nigrum L. Piperaceae. (Mrica)	こしょう	こしょう科
63 Mungsi = Mungsi arab	Artemisia cina Berg. Compositae.	せめんしな	きく科
64 Nangka	Artocarpus heterophyllus Lamk. Moraceae.	ばらみつ	くわ科

表17（続き）

ジャワ名・インドネシア名	学名・（ ）内はサンスクリット名	和名	科名
65 Nenas	Ananas comosus Merr. Bromeliaceae. (Anannas)	ぱいなっぷる	ぱいなっぷる科
66 Nila＝Tarum	Indigofera sumatrana Gaertn., Indigofera spp. Leguminosae.		まめ科
67 Pace	Morinda citrifolia L. Rubiaceae. (Achutavruksu)		あかね科
68 Pala	Myristica argentea Warburg. Myristicaceae.	長形にくずく	にくずく科
69 Pepaya	Carica papaya L. Caricaceae.	ぱぱや	ぱぱいや科
70 Picisan	Polypodium nummularifolius Mett. Polypodiaceae.		うらぼし科
71 Pucuk	Sausurea lappa Clarke. Compositae.		きく科
72 Pule＝Pulai	Alstonia scholaris R. Br. Apocynaceae.	しまそけい	きょうちくとう科
73 Pulowaras＝Pulosari	Alyxia reinwardtii Bl. Apocynaceae.	ありきしゃ	きょうちくとう科
74 Puyang＝Lem-puyang＝Lempuyang-wangi	Zingiber aromaticum Vahl. Zingiberaceae. (Vanaharidrā)	いもにがしょうが	しょうが科
75 Rumujung＝Kumis Kucing	Orthosiphon stamineus Benth. Labiatae.	ねこのひげ	しそ科
76 Sambiloto	Andrographis paniculata Nees. Acanthaceae. (Kālmeg)		きつねのまご科
77 Sangket＝Sang-ketan	Helitropium indicum L. Boraginaceae. (Hastisunda)	なんばんつるそう	むらさき科
78 Saparantu	Siniora Javanica Backer. Leguminosae.	じゃわしんどら	まめ科
79 Secang	Caesalpinia sappan L. Leguminosac.	すおう	まめ科
80 Senteh	Alocasia macrorrhiza Schott. Araceae.	くわずいも	さといも科
81 Sereh	Cymbopogon nardus L. Gramineae.	こうすいがや	いね科
82 Simbar bajing＝Simbar menjan-gan	Platycerium bifurcatum C. Chr. Polypodiaceae.	びかくしだ	うらぼし科
83 Sinom＝Sinom Asem ＝Daun muda Asem	Tamarindus indica L. Leguminosae.	たまりんど	まめ科
84 Sintok	Cinnamomum sintok Bl. Lauraceae.	しんとくのき	くすのき科
85 So＝Melinjo	Gnetum gnemon L. Gnetaceae.	ぐねもんのき	ぐねつむ科
86 Srigading	Nyctanthes arbortritis L. Oleaceae.	いんどやこうぼく	もくせい科
87 Tempe bosok	Glycine max Merrill. Leguminosae.	だいず	まめ科
88 Temu giring	Curcuma hyneana Val. & V. Zijp. Zingiberaceae.		しょうが科
89 Temu ireng＝Temu hitam	Curcuma aeruginosa Roxb. Zingiberaceae.	むらさきがじゅつ	しょうが科
90 Temu lawak	Curcuma xanthorrhiza Roxb. Zingiberaceae.	くすりうこん	しょうが科
91 Trus＝Gandar-usa	Justica gendarussa Burm. f. Acanthaceae.	きつねのまご	きつねのまご科

表17（続き）

ジャワ名・インドネシア名	学名・( ) 内はサンスクリット名	和 名	科 名
92 Ulet-ulet	*Helicteres isora* L. Sterculiaceae.	ねじとうがらし	あおぎり科
93 Widara laut	*Strychnos ligustrina* Bl. Loganiaceae.		ふじうつぎ科
94 Widara upas＝Bidara upas	*Merremia manmosa* Hall. Convolvulaceae.		ひるがお科
95 Widasari＝Bidasari	*Porana volubilis* Burm. f. Convolvulaceae.		ひるがお科
96 Worawari＝Kembang sepatu	*Hibiscus rosa sinensis* L. Malvaceae. (*Japā, Joba*)	ぶっそうげ	あおい科
97 Wuni＝Buni	*Antidesma bunius* Spreng. Euphorbiaceae.	ぷにのき	とうだいぐさ科
動物性生薬			
98 Madu taon＝Madu	(*Madhu*)	峰蜜	
99 Telur ayam		鶏卵	

■ 参 考 文 献

・鈴木 昶：「江戸の妙薬」, 岩崎美術社（1991）

・小泉榮次郎：「黒焼の研究」, 宮澤書店（1921）

・岡田憲幸：「テンペの機能性」, 醸協, 6, 358（1990）

・Sumi, H. *et al.*: *J. Tempe Soc. Jpn.*, 8, 11（2011）

・Sumi, H. *et al.*: *J. Tempe Soc. Jpn.*, 8, 4（2011）

・須見洋行ら：日本醸協誌, 106, 28（2011）

・須見洋行：「納豆の機能性」, 醸協, 8, 518（1990）

・Ikeda, S. *et al.*: 2nd ISK,（2007）

・Sumi, H. *et al.*: XXIII ISTH（2011）

・須見洋行ら：日本アルコール・薬物医誌, 46, 297（2011）

・海老根英雄：「味噌の機能性」, 醸協, 2, 70（1990）

・柳田藤治：「酢の機能性」, 醸協, 3, 134（1990）

・有泉一征：「ワインの機能性」, 醸協, 4, 206（1990）

・高橋康次郎：「求められる清酒の機能性」, 醸協, 5, 286（1990）

・高野俊明：「発酵乳の機能性」, 醸協, 7, 438（1990）

・十川 浩：「ビールの機能性」, 醸協, 9, 588（1990）

・大谷 彰：「中国薬酒―種類, 薬科, 功効―について」, 醸協, 10, 690（1990）

- 大下克典:「醤油の機能性について」, 醸協, 11, 762 (1990)
- 早瀬文孝:「食品中のメイラード反応生成物と機能性」, 醸協, 88, 421 (1993)
- 大塚恭男:「漢方治療」, NHK出版 (1993)
- ヴァサントラッド (児玉和夫訳):「現代に生きるアーユルヴェーダ」, 平河出版 (1992)
- 幡井 勉:「生命の科学 アーユルヴェーダ」, 柏樹社 (1990)
- 高橋澄子:「ジャムウ (インドネシアの伝統的治療薬)」, 平河出版 (1983)
- Bhagawan, D. and Jumius, H. M. : "A Handbook of Ayurveda", Concept Publising Company (1983)

■生理機能成分の測定法

1 実験モデルと in vitro での判定

　機能性食品素材の検索には，いかにスピーディーに生理機能成分が検出できるかが極めて重要である。表18は主として急性的実験モデル系（正常な動物を使い，実験当日で結果を得る実験系）と毒性的評価法の例をあげた。このほか，学習・記憶などの精神機能，アレルギー・免疫，内分泌，血液，微生物・寄生虫，悪性腫瘍などの各実験モデル，あるいは細胞，オルガネラ，酵素などの統合レベルのモデル，さらに各種病態モデルなど多数ある。

　しかし，大量の試料からのスクリーニングには in vitro でのより簡便な測定

表18　薬理実験モデルの例

検討目的	生体標本	動物	測定要素	生体反応誘発方法（目的に応じて選択）	薬物投与ルート
[摘出標本]					
1. 神経に対する作用	坐骨神経	トノサマガエル	活動電位	電気刺激	浴槽内
2. 神経-筋接合部および骨格筋に対する作用	坐骨神経-縫工筋，腹直筋	トノサマガエル	筋の収縮	電気刺激，アセチルコリン	浴槽内
3. 心臓および冠状血管に対する作用	心房，心臓	モルモット（正常，レセルピン処置）	筋の収縮，冠状血管流量		灌流栄養液内
4. 平滑筋に対する作用	気管	モルモット	筋の収縮	ヒスタミン	浴槽内
	胃底筋	ラット	筋の収縮	アセチルコリン，ヒスタミン，セロトニン	浴槽内
	小腸（回腸）	マウス，モルモット	筋の収縮	アセチルコリン，ピロカルピン，ヒスタミン，セロトニン，ニコチン	浴槽内
	taenia coli（結腸紐）	モルモット	筋の弛緩		浴槽内
	輸精管	モルモット	筋の収縮	ノルアドレナリン	浴槽内

表 18（続き）

検討目的	生体標本	動物	測定要素	生体反応誘発方法（目的に応じて選択）	薬物投与ルート
	子宮	ラット（発情期，発情間期）	筋の収縮	オキシトシン，アセチルコリン，ブラジキニン	浴槽内
5. 副腎に対する作用 [whole animal 標本]	副腎	イヌ	遊離カテコールアミン量		潅流栄養液内
6. 神経筋伝達に対する作用		ラット	上頚交感神経節節後線維の活動電位	上頚交感神経節節前線維の電気刺激	外頚動脈内
7. 神経-筋接合部および骨格筋に対する作用		ラット	後肢の筋の収縮	坐骨神経の電気刺激	後肢動脈内
8. 一般症状に対する作用		マウス，ラット，モルモット	症状観察，急性毒性，LD_{50}		i.v., i.p., p.o., 脳室内
9. 運動量に対する作用		マウス	運動量（種々な方法）	メタンフェタミン，カフェイン	i.p., p.o.
10. 運動失調作用・筋弛緩作用		マウス	正常体位保持（種々な方法）	カフェイン	i.p., p.o.
11. 催眠延長作用		マウス	睡眠時間	ヘキソバルビタール	i.p., p.o.
12. 体温に対する作用		マウス	直腸温		i.p., p.o.
13. 下熱作用		マウス	直腸温	腸チフス・パラチフス混合ワクチン	i.p., p.o.
14. 鎮痛作用		マウス，ラット	尾根耐圧域値		i.p., p.o., 脳室内
15. 鎮痛作用・抗炎症作用		マウス	writhing（よじり）反応	酢酸	i.p., s.c., p.o.
16. 抗けいれん作用		マウス	けいれん発現，死亡	ペンテトラゾール，ストリキニーネ，ニコチン，最大電撃けいれん法	i.p., p.o.

表18（続き）

検討目的	生体標本	動物	測定要素	生体反応誘発方法（目的に応じて選択）	薬物投与ルート
17. 脳波に対する作用		ウサギ（無拘束状態，ガラミン不動化状態；正常脳，PTG標本，下位離断脳標本，上位離断脳標本），ラット（無拘束状態），ラット（ストレス下，副腎摘除）	皮質脳波，海馬脳波，扁桃核脳波，中脳網様体脳波，誘発脳波（漸増反応，増強反応）	ベル刺激，視床，視床下部の電気刺激	i.v., p.o., 内頸動脈内，椎骨動脈内，脳室内
18. 抗炎症作用		ラット	後足蹠浮腫	カラゲニン，デキストラン，酢酸，α-キモトリプシン，マスタード	i.p., p.o.
19. 抗炎症作用		モルモット	皮内色素漏出量	ヒスタミン，セロトニン，酢酸	p.o.
20. 抗炎症作用		マウス	腹腔内色素漏出量	酢酸	p.o.
21. 抗炎症作用		ラット	背部肉芽腫	ホルマリン含有沪紙	p.o.
22. 血圧・心拍数に対する作用		ウサギ，イヌ，モルモット，ラット（正常状態，ストレス下，副腎髄質摘除，グアネチジン処理）	頸動脈または大腿動脈圧と心拍数	頸部迷走神経の電気刺激	i.v., i.p., 十二指腸内，副腎へ向かって動脈投与
23. 心電図に対する作用		ウサギ，イヌ，モルモット	心電図（第Ⅰ，第Ⅱ誘導）		i.v.
24. 抗不整脈作用		モルモット	心電図（第Ⅰ，第Ⅱ誘導）	ウアバイン	i.v.
25. 血流に対する作用		イヌ，ラット	後肢血流量，冠状血管血流量，胃粘膜血流量	胃動脈周囲神経と頸部迷走神経の電気刺激	i.v., i.p., 脾動脈内
26. 利尿作用		マウス	排泄尿量	4%体重の生理食塩水負荷骨盤神経の電気刺激，DMPP，McA-343	i.p., p.o. 膀胱へ向かって動脈投与

表18（続き）

検討目的	生体標本	動物	測定要素	生体反応誘発方法（目的に応じて選択）	薬物投与ルート
28. 鎮咳作用		モルモット	咳嗽反応	気管内の機械的刺激	i.p.
29. 気管支拡張作用		イヌ	気道内圧	システミン	十二指腸内
30. 胃運動に対する作用		ラット（正常状態，ストレス下，副腎髄質摘除，グアネチジン処置，迷走神経切除）	胃内圧，胃内容積	ピロカルピン	i.v., 脾動脈内，脳室内
31. 胃液分泌に対する作用		ラット（正常状態，幽門結紮状態，ストレス下，副腎摘除，迷走神経切除）	胃内pH：胃滲流液pH，酸量；貯留胃液量，pH，酸濃度，酸量，ペプシン活性	テトラガストリン，カルパコール，ヒスタミン	i.p., p.o., 十二指腸内
32. ストレス潰瘍予防作用		マウス，ラット（ともにストレス下）	胃内形成潰瘍（エロジオン）		i.p., p.o., 脳室内
33. 胃粘膜電位差（PD）に対する作用		ラット（正常状態，経中心静脈栄養状態）	胃粘膜の電位差	オイゲノール	i.p., p.o.
34. 腸内容物輸送に対する作用		マウス	$BaSO_4$の腸内輸送距離		i.p.
35. 利胆作用		ラット	胆汁量；胆汁固形分量；胆汁中の胆汁酸，コレステロール，ホスホリピド，Na^+, K^+, Cl^-, HCO_3^-の濃度	CCl_4	i.v., p.o., 十二指腸内，門脈内
36. 子宮運動に対する作用		ラット，ウサギ（発情期）	筋の収縮	オキシトシン	i.v., 十二指腸内
37. カテコールアミン遊離作用		イヌ	副腎静脈中のカテコールアミン濃度		副腎へ向かって動脈投与
38. 血清生化学的検査（糖，遊離脂肪酸，トリグリセライド，総ビリルビン，総コレステロール，GOT, GPT, ALP, LDH）		イヌ，ラット，マウス（ストレス下）	血中の諸成分濃度	CCl_4, ガラクトサミン，α-ナフチルイシチオシアネート，オロチン酸	i.v., i.p., p.o., 十二指腸内

表18（続き）

検討目的	生体標本	動物	測定要素	生体反応誘発方法（目的に応じて選択）	薬物投与ルート
39. 生体各部の生体成分量（カテコールアミン，グリコーゲン，ヘキソサミン）		イヌ，ラット（ストレス下，副腎髄質摘除，グアネチジン処置），マウス（ストレス下）	脳，心，胃，肝，副腎，血液，尿中の量		i.v., i.p., p.o., 十二指腸内
40. 血中の薬物濃度		イヌ，ラット	門脈血と下大静脈血中の桂アルデヒド濃度と麻黄アルカロイド濃度，門脈血中のゲニピン，ゲニポサイド濃度，頸動脈血中のC-erythritol濃度，尾静脈血中のindocyanin green濃度	CCl$_4$，ガラクトサミン，α-ナフチルイソチオシアネート，オロチン酸	i.v., i.p., p.o., 十二指腸内
41. 胆汁中の薬物濃度		ラット	胆汁中のゲニピン，ゲニピングルクロナイド濃度，^{14}C-erythritol濃度		i.v., p.o., 十二指腸内
42. 毒性学的影響		ラット	毒性学的所見	CCl$_4$，ガラクトサミン，α-ナフチルイソチオシネアネート，オロチン酸	i.p., p.o.

i.v.：静脈内，i.p.：腹腔内，s.c.：皮下，p.o.：経口，ストレス：水浸拘束法
薬物投与は主として生体反応誘発処置前に行った。また主として単回投与

原田（1988）

系の開発が必須である．現在，分子から臓器レベルまで，種々の方法が開発されている（表19）．しかし，そうして分離精製された素材の生理活性の最終確認にはやはり *in vivo* 実験が是非必要となる．例えば，先にあげた降圧に働く物質（高血圧参照）の検索でACE抑制という酵素阻害反応では多くの食品タンパク質の酵素消化物に活性が認められるが，経口投与で有効性の証明されているものは少ない．すなわち，*in vitro* の酵素阻害活性をもとに単離されたペ

表19 生体構造の階層性と生理活性物質のスクリーニング系

階層性		要素	バイオアッセイの例		
in vitro	分子	酵素	酵素阻害または活性化		
		レセプター	レセプターアッセイ		
	オルガネラ	細胞核	転写活性		
		小胞体	酵素阻害または活性化		
		細胞膜	レセプターアッセイ	生理作用の評価	作用機構の解明
	細胞	株化細胞	レセプターアッセイ		
		初代培養細胞	増殖・分化・分泌		
		血球系細胞	遊走,凝集,収縮		
	組織	上皮組織	分泌		
		筋肉組織	収縮,弛緩		
		神経組織	伝達,放出		
	器官	血管	収縮,弛緩,透過		
		腸管	収縮,吸収,分泌		
		心臓	搏動		
in vivo	個体		高次の諸機能		

吉川 (1993)

プチドの中には真の阻害ペプチドのみならず,ACEの基質となるペプチドが多数含まれており,後者のようなペプチドも静脈内投与の際には短時間の血圧降下作用を示すが,経口投与の際には全く無効なのである(表20)。

最終的なヒトでの実験でも作用の測定法が難しいものが多い。例えば,図23は「気分」に関する各種評価法を示すが(宮崎,1993),生理応答として自律神経反射,脳波,ストレスホルモン,作業能率,疲労などが調べられている。

▶瞳孔対光反射

瞳孔の大きさは気分の状態を反映して変化する。また,一瞬,弱い光をあてると瞳孔は小さくなり,その後元の大きさに戻るが,その戻る速度はさらに鋭敏にそのときの気分を反映する。

▶R-M間隔ならびにR-R間隔変動係数

心電図のR波とR波の間隔(R-R間隔)は自律神経系の変化をよく反映する。また,R-R間隔は,少し間隔が長かった次は短くなるなどゆらいでいることがわかっているが,その変動が気分の集中とも関係していることがわかっている。

表20 食品タンパク質由来のアンジオテンシン転換酵素阻害ペプチド

ペプチド(起源)	IC$_{50}$ (μM) 通常法	前処置法[*1]	抗An-1[*1] (静注)	血圧降下[*3] (経口) (最大値, 時間)	
真の阻害物質					
IY (カツオブシ)	2.1	1.9	+	19 mmHg	2時間後
LW (卵白アルブミン)	6.8	6.6	+	22	2
IKW (鶏肉)	0.21	0.18	+	17	4
IKP (カツオブシ)	1.6	1.8	+	19	4
ACE基質					
FFGRCVSP (卵白アルブミン)	3.2	28	+	0	
FKGRYYP (鶏肉)	1.3	34	+	0	
プロドラッグ型 (体内でACE基質から真の阻害物質に変換される)					
LKPNM[*4] (カツオブシ)	2.4	0.76	+	23	6
IWHHT[*4] (カツオブシ)	5.1	3.5	+	26	6
IVGRPRHQG[*4] (カツオブシ, 鶏肉)	2.4	23	+	14	8

[*1] ペプチドをACEとブレインキュベート (37℃, 3時間) した後,阻害活性を測定した
[*2] ペプチドを10 mg/kgの用量で正常ラットに静注した際に,アンジオテンシンI (100 ng/kg) による昇圧を抑制する作用
[*3] ペプチドを60 mg/kgの用量で高血圧自然発症ラットに経口投与後2時間間隔で血圧測定
[*4] ACEgの作用により真の阻害物質に変換される
[*5] トリプシンの作用により真の阻害物質に変換される

吉川 (1993)

```
                    "気分"の測定手法
                  ┌──────┴──────┐
               生理応答          心理反応
```

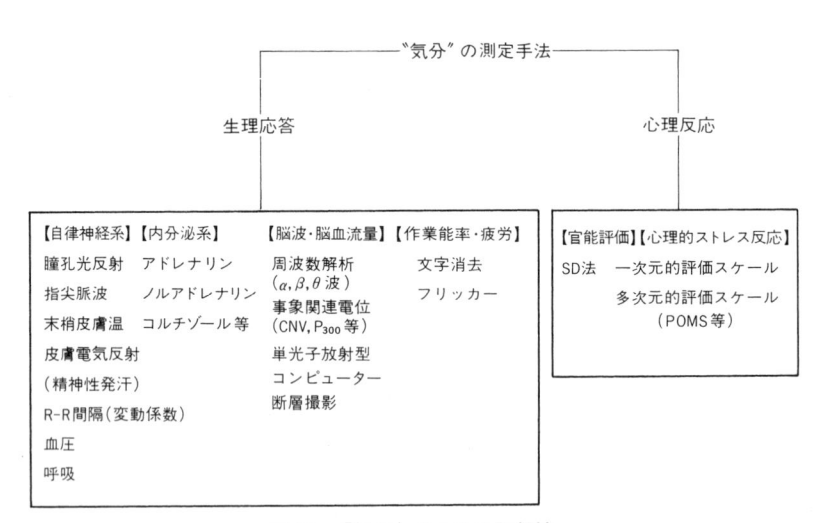

【自律神経系】【内分泌系】　【脳波・脳血流量】【作業能率・疲労】　　【官能評価】【心理的ストレス反応】
瞳孔光反射　アドレナリン　　周波数解析　　　文字消去　　　　　　SD法　　一次元的評価スケール
指尖脈波　　ノルアドレナリン　(α, β, θ波)　フリッカー　　　　　　　　多次元的評価スケール
末梢皮膚温　コルチゾール等　事象関連電位　　　　　　　　　　　　　　　　　(POMS等)
皮膚電気反射　　　　　　　(CNV, P$_{300}$等)
(精神性発汗)　　　　　　単光子放射型
R-R間隔(変動係数)　　　コンピューター
血圧　　　　　　　　　断層撮影
呼吸

図23 「気分」のおもな評価法
宮崎 (1993)

▶血　　圧

　人は，そのときの気分によって血圧が変動する。これまでは連続測定することが難しかったのが，最近は指先で1拍ごとに測定できる機器が開発され，有用な情報となっている。

▶指尖脈波

　人はリラックスした状態では，体の隅々まで血液を行き渡らせるため，末梢の血液量は増加する。光の反射や透過を使って半定量的に末梢の血液量の変化を測定する。このような，自律神経反射がよく用いられる。

▶脳　　波

　α波，β波，θ波などの脳波及び期待波や，P300と呼ばれる事象関連電位などが気分の測定に用いられる。

▶コルチゾールなどのストレスホルモン

　最近，コルチゾールは，血液ではなく唾液中でも測定でき，被験者にストレスを与えることなく測れるようになった。

▶作業能率

　文字消去法などによって簡易に測定できる。

▶フリッカー値

　疲労度を示す指標である。刺激光を一定頻度で遮断すると"ちらちら"した感じを受ける。頻度を高めていくとその"ちらちら"が融合してくるが，その最小頻度をフリッカー値と呼ぶ。疲労度によって融合する最小頻度が変化することを利用するものである。

■参考文献

・原田正敏（柴田承二編）：「新編生物活性天然物質」，医歯薬出版，p. 391（1988）
・吉川正明：化学と生物，31，342（1993）
・宮崎良文：医食同源の最新科学（現代農業，臨時増刊），117（1993）

Ⅳ　今後の課題および法律面

■機能性食品の技術的基盤

　機能性食品を設計し，構成していくプロセスには基本的に重要な局面があり，これに準拠した技術的基盤が必要となる。

　第一は，食品の機能性因子が最も効率よく食品素材より生成されてくる条件を究明しておくことである。従来の食品素材の中にも，未知の多数の機能性因子が未発見のまま放置されているもので，これら既知，未知物質の整理と解明ならびに効率的生成化の方策を検討しておかねばならない。すなわち，必要があれば，プロテアーゼ限定水解による前処理などで，タンパク質からの機能性ペプチドの切り出しを策定するなどである。

　第二は，食品素材の品質の改善のための対策技術である。すなわち，食品素材そのものの改質を生物工学的手法，とりわけ遺伝子操作，例えば部位指定変異（site-directed mutagenesis）（図1）を適用して行なう。これにより，食品素材の給源である動物，植物，ときには微生物の生産するタンパク質の第一次構造配列を意図的に変換し，特定の食品由来の生体調節機能の情報素因を導入（分子移植）することで改良が期待される。また，食品素材に好ましくない機能が含まれている場合には，物理的，酵素的，ときには化学的操作によって，

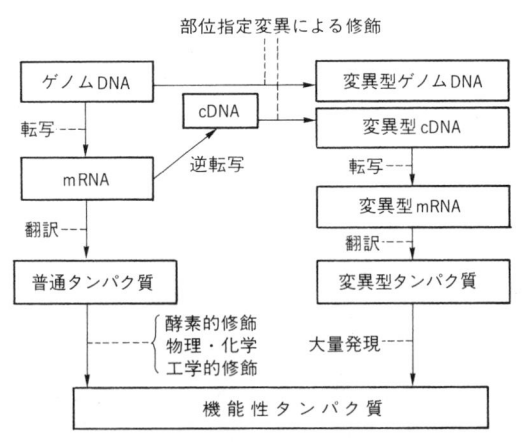

図1　遺伝子レベル及びタンパク質レベルでの修飾による機能性タンパク質作製の戦略　荒井（1987）

品質の向上をはかるための技術の開発が必要である。

第三は，構造の判明した機能性因子の集中的作製である。これは，次の摂取方法とも関係を持つ問題であるが，食品由来の機能性因子が本来的存在濃度では希薄すぎる場合に特に有用となる。すなわち，期待量だけの機能性因子を体内に取り込む必要があるときに，不必要なほかの成分を大量に摂取しなければならない事態を避けるために，有効成分のみをあらかじめ作製しておくことが必要になる。そのために，バイオリアクターや遺伝子工学的，細胞工学的手法，ときには合成化学的技術でこれを取得しておくことが求められる。ペプチドの場合などはプロテアーゼの逆反応でも作ることができる。

第四は，食品としての摂取形態の改良技術である。普通の食品素材に必要な機能性因子を単一に混合するだけでよい場合もあるが，酸化されたり，他成分との副反応の惹起や共存酵素の攻撃による老化などで機能を消失していくことへの対策技術である。そのための摂取方法についての合理的方策の探求は重要であり，機能性因子をマイクロカプセル化したり，ほかの食品素材に可逆的に付加（酵素利用）して防御し，しかる後摂取させて機能を発現させるような手段を講じなければならない。

第五は，機能性食品を新食品として把え直すための技術が必要となることが予測される。すなわち，機能性が破壊されないような，あるいは変質しないような新規加工技術の開発や新規保蔵法の開発が要求されてくるであろう。

■特定保健用食品開発の背景

厚生省が機能性食品を具体化した理由の1つは，食生活と密接に関係している慢性疾患の増加や高齢化社会の到来を考え，疾病の予防や老化の抑制に機能性食品を積極的に活用するためといえる。他の1つは，健康食品の見直しで，健康の保持増進や疾病の予防などに明らかな効果のある食品とそうでない食品を差別して，よいものはよいものとして御墨付きを与え，まがいものは排除しようとしたことと言える。

これらの考え方が受け入れられるようになったのは，我が国が経済的に豊かになるにつれて国民の価値観が変化して健康志向が高まったこと，科学技術の進歩により微量な食品成分を分離・定量したり，大量につくったり，その機

の栄養学的解析が可能になったこと，また一方では，健康食品の行政指導に関しては十分な法的根拠がないために健康障害に関するいろいろな問題が生じ，取り締まりが後手後手になっていたことなど，様々な要因が重なったためと言える。

千葉ら（1988）は機能性食品として以下のような条件を出している。

① 作製目標が明確であること

機能性食品を作製するに際しては，どのような種類の生体調節（図2）を対象とし，それによってどのような健康状態の獲得（どのような病態からの回復）を目的とするかが明確にされていなければならない。例えば，糖尿病，高血圧，低血圧，高脂および高コレステロール血症，血栓症，肥満，神経障害，アレルギー，免疫不全，癌，病理的老化，先天性代謝異常症などに対する予防，治療，予後における使用を目的とし，より好ましいのは，年齢層（乳幼児期，成人期，老齢期）を考慮した機能性食品群の設計・構成（加工変換）が必要となる。つまり，機能性食品は第一に目的指向型でなければならない。

② 機能性因子を含有すること

機能性食品は，当然のことながら，上記の目的を達すると鍵となる因子（機

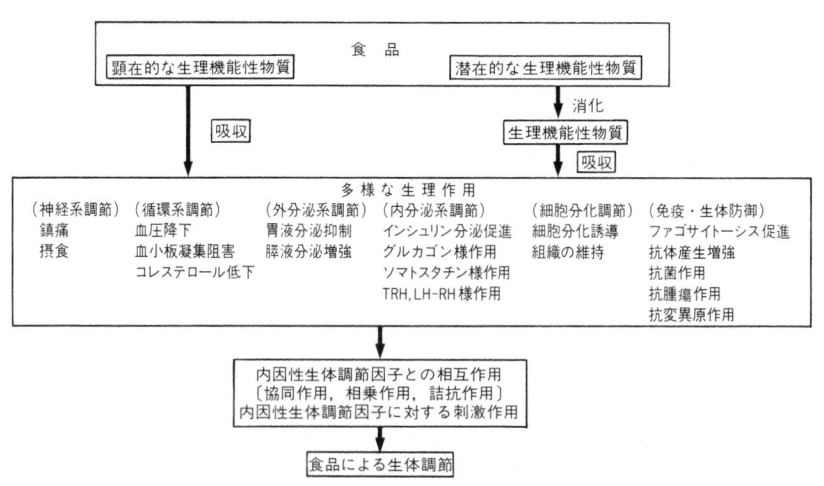

```
                           食品
        ┌─────────────────────┴─────────────────────┐
   顕在的な生理機能性物質                    潜在的な生理機能性物質
        │                                              │
      [吸収]                                         [消化]
                                              生理機能性物質
                                                    │
                                                  [吸収]
                       多 様 な 生 理 作 用
┌──────────────────────────────────────────────────────────────────┐
│（神経系調節）（循環系調節）（外分泌系調節）（内分泌系調節）（細胞分化調節）（免疫・生体防御）│
│  鎮痛      血圧降下    胃液分泌抑制   インスリン分泌促進  細胞分化誘導  ファゴサイトーシス促進│
│  摂食      血小板凝集阻害 膵液分泌増強  グルカゴン様作用   組織の維持    抗体産生増強         │
│            コレステロール低下           ソマトスタチン様作用             抗菌作用            │
│                                       TRH, LH-RH様作用                 抗腫瘍作用          │
│                                                                       抗変異原作用         │
└──────────────────────────────────────────────────────────────────┘
                                │
              ┌─────────────────┴─────────────────┐
              │ 内因性生体調節因子との相互作用       │
              │〔協同作用，相乗作用，詰抗作用〕      │
              │ 内因性生体調節因子に対する刺激作用  │
              └─────────────────┬─────────────────┘
                          食品による生体調節
```

図2 食品中の生理機能性因子と生体調節機能の発現

千葉，荒井（1988）

能性因子）を必ず含有していなければならない。この場合，その因子は構造が解明されていなければならず，種々の方法（酵素工学的合成，生物工学的合成，化学合成など）によって量的に入手できるものであることが望ましい。

3 **機能の機序が解明されていること**

　機能性食品においては，機能の鍵となる因子（機能性因子）の体内での作動機序が分子レベルで解明されている必要がある。すなわち，外来性情報物質としてこの因子と標的細胞レセプターとの相互作用，それに続く機能発現の機構（例えば，Gタンパク質，イフェクター，プロテインキナーゼの作動による第

米国での機能性食品の挫折

　「機能性食品」は我が国の高齢者増加から，このままでは保険費がパンクしてしまうという，まさに必要に迫られ現われたもの。そして昭和59年，文部省が特定研究として取り上げ，100人近い研究者と6億円の予算を使い大々的な研究が行なわれてきた。また，民間企業によって結成された機能性食品連絡会では63品目を研究対象に取り上げ，数年後には1000億円市場に発展すると期待された。しかし，もとを正せばそのアイデアは米国心臓病協会（AHA）の食事と健康に関する国民への啓蒙運動，ハートガイド事業計画にある。その模倣というか，真似なのである。その事業とは，AHAの食事指針にかなった食品に対しては協会から保証されたものであることを，包装に表示したり，宣伝文に入れることを許可しようとするものであった（図3）。しかし，米国では「この食品や食事を食べれば心臓病の心配は無用」といったあまりにいきすぎた宣伝が逆に命取りとなり，機能性食品を挫折させてしまうことになった。我が国でも，役人間での縄張り争いと，食品業界と医薬品業界の健康食品，機能性食品の線引戦争が期待された「機能性食品」を「特定保健用食品」という地味な名称にしてしまった感がある。この新しい食品が今後発展するか否かは，そうした力の関係と共に，消費者である国民の選択にかかっているわけである。

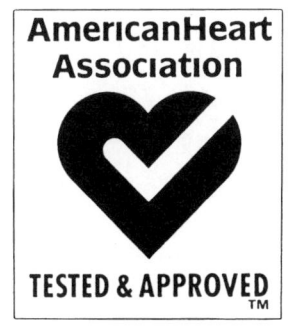

図3　米国心臓病協会のハート・ガイド・マーク

二メッセンジャーの始動，遺伝子の活性化，遺伝情報の発現など）についての生化学的・生理学的・分子生物学的理解が可能でなければならない。

④ 機能性因子の存在状態が特定されていること

機能の鍵となる因子（機能性因子）が食品中で遊離型で存在するのか，合成型（共有結合型・非共有結合型）で存在するのかを，物理的・化学的・生化学的分析によって特定しておかねばならない。また，加工・保蔵により存在状態がどのように変換したかを追跡することが可能であることが望まれる。

⑤ 摂食後に機能が実際に発現すること

機能性食品においては，摂食後，期待する機能が実際に発現することが証明されていなければならない。この場合に重要なことは，食品中での機能性因子の存在量と生体内での機能発現の程度との間の相関を明らかにする必要がある。これにより，機能を最も効率よく発現させるための当該因子の存在量（最大有効発現量）が確定されるからである。

付帯条件として次の二項目があげられる。①安全性が確保されていること。機能性食品はその類型が何であれ，安全性の規制をクリアーしていなければならない。②受諾性が満たされていること。機能性食品は薬品の範疇には属さない。したがって，その受諾性が満たされるような性状を具えているべきである。

■参考文献

- 奥　恒行：栄養学雑誌，51，185（1998）
- 千葉英雄，荒井綜一：化学と生物，26，34（1998）
- 生活衛生局新開発食品保健対策室　学術委員会承認検討資料（1993）
- 日本健康・栄養食品協会資料（1993）
- 荒井綜一：農化誌，61，475（1987）
- 淀川　都：臨床栄養，83(2)，174（1993）
- 日経編集部：日経トレンディ，84，71（1994）

■我が国初の「特定保健用食品」

　栄養改善法第12条第1項に基づき，厚生大臣の許可を受けなければならないものとして，1991年9月からスタートした機能性食品のことである。そこで，特定保健用食品とは，「食生活において特定の保健の目的で摂取をする者に対し，その摂取により当該保健の目的が期待できる旨の標示をする食品」と定められ，1993年6月付けで表1に示す2商品が最初に認可された。

　① ファインライス（申請者；㈱資生堂）：コメグロブリンが関与するコメのアレルギーによるアトピー性皮膚炎の患者向けにコメの中のグロブリンを低

表1　許可を受けた標示内容

商品名	ファインライス	低リンミルク L. P. K.
申請者	㈱資生堂	森永乳業㈱
食品の種類	加工米	乳等を主要原料とする食品
関与する成分	コメグロブリン	リン
標示内容	ファインランスは，コメの中に含まれるグロブリンを低減してあるので，普通のコメの代わりとして，コメグロブリンが関与するコメのアレルギーによるアトピー性皮膚炎の者に適する。	低リンミルク L. P. K. は消化吸収されやすい乳タンパク質のほか，カルシウム，鉄，各種のビタミンを配合する一方，リン（牛乳の1/5の含量），カリウム，ナトリウムを低減してあるので，低リン食を指示されている慢性腎不全の者に適する。
摂取をするうえでの注意事項	1. 本品は医師にコメのグロブリンの摂取制限を指示された場合に使用すること。 2. 本品はグロブリン以外のコメのタンパク質がアレルゲンとなっているコメのアレルギーの者には効果はなく，かえって症状が悪化することがあるので，注意すること。 3. 本品を摂取しても症状の改善が見られない場合は，他の原因の関与も考えられるので，医師と相談すること。	1. 医師にリン含量が少ない食品の摂取を指示された場合に使用すること。 2. 本品はリンの摂取制限をされている者に適するが，多く摂取することによって疾病が治るものではないこと。

注）医師に摂取を指示された人向けの商品。ファインライスは通販のみ，低リンミルク L. P. K. は通販に加え，人工透析施設を持つ病院とその院内売店，近隣薬局で販売している。両商品とも1993年6月1日に許可された特定保健用食品第1,2号。1997年6月には特定保健用食品に代わって「病者用食品」となる。なお，ファインライスは2007年3月販売終了となっている。

減化した加工米

② 低リンミルク L.P.K.（申請者；森永乳業㈱）：低リン食を指示されている慢性腎不全の者向けにリンを低減化した粉ミルク様の食品。

　これらは，いずれも食品中の，特定の患者にとって有害な生理作用物質を除いたという，機能性食品で本来目的にされている有効成分の積極的な利用とはかけ離れたものであるが，ともかくこれを契機に多くの食品が認可されていくことになる。

■機能性食品制度

　我が国の機能性食品に関する制度は 1991 年に栄養改善法（現在は健康増進法）が改正され「特定保健用食品」制度がスタートしたが，食生活が多様化し様々な食品が流通する今日，消費者が安心して食生活の状況に応じた食品の選択ができるよう適切な情報提供をすることを目的として厚生労働省では，2001 年 2 月 26 日に薬事・食品衛生審議会の答申を受け，いわゆる健康食品のうち，一定の条件を満たすものを「保健機能食品」と称し，同年 4 月より施行した。この制度により，これまであった特定保健用食品（トクホ）に加え一部のビタミン・ミネラルに関する栄養成分機能表示ができる「栄養機能食品」という分類ができた。また，2003 年には商品のリニューアルや OEM で他社からトクホを導入するときに使える「再許可等申請制度」が制定された。さらに，2005 年 2 月に制度の見直しが行われ，「条件付き」や「規格基準型」の特定保健用食品が創設され，また特定保健用食品において，「疾病のリスクを低減させるのに役立つ」という表示をすることが認められるようになった（図 4）。これらの新しい特定保健用食品は企業にとってはあまりメリットがないのか，それ

栄養改善法＊第 12 条第 1 項

　　販売に供する食品につき，栄養成分の補給ができる旨の標示又は乳児用，妊産婦用，病者用等の特別の用途に適する旨の標示をしようとする者は，厚生大臣の許可を受けなければならない。

　　＊健康増進法公布にともない，2002 年 8 月 2 日に廃止。

	医薬品	食品				
		保健機能食品				
	医薬品 (医薬部外品を 含む)	栄養機能食品 (規格基準型)	特定保健用食品（個別許可型）			一般食品 (いわゆる健康食 品を含む)
			規格基準型	個別審査許可型 (疾病リスク低減表示 を含む)		
				条件付き特定 保健用食品		
制度の特徴	製品ごとの承認 ・許可	許可不要	製品ごとの許可			
可能な表示内容	承認を得ている 効能効果	栄養成分含有表示 栄養成分機能表示	栄養成分含有表示 保健用途の表示 (栄養成分機能表示)			栄養成分含有表示
主な関係法	薬事法	食品衛生法 健康増進法 薬事法	食品衛生法 健康増進法			食品衛生法 健康増進法 薬事法
その他要確認法		不当景品類及び不当表示防止法（景品表示法） 特定商取引法 農林物資の規格化及び品質表示の適正化に関する法律				

図4　保健機能食品の位置づけ

ほど許可件数は増えていないが，再許可等特定保健用食品は，低コストで比較的簡単に許可がとれるため，特定保健用食品の約4割を占めている（表2）。

現行の特定保健用食品の業務は，2009年9月1日消費者庁の発足に伴い，厚生労働省から移管されている。

■特定保健用食品

特定保健用食品は，健康増進法第26条第1項の許可又は同法第29条第1項の承認を受け，「食生活において特定の保健の目的で摂取する者に対し，その摂取により当該保健の目的が期待できる旨の表示をする食品」として定義づけられている。

現在認められている保健の用途標示内容，関与成分は表3の通りである。今後，「尿酸」，「肌」，「ストレス」，「感染」などの新たなヘルスクレーム（健康強調表示）の拡大が期待されている。

表2 特定保健用食品の類型

区分	件数 (2015.2.18)	現在 (. .)
特定保健用食品 身体の生理機能などに影響を与える特定の成分を含んだ食品の，有効性，安全性，品質などの科学的根拠を示して，国の厳しい審査・評価のもとに国より表示が許可される。	554	
条件付き特定保健用食品 有効性の科学的根拠が特定保健用食品のレベルに届かないものの，一定の有効性が確認された食品を，限定的な科学的根拠であるという表示条件付きで許可される。	1	
特定保健用食品（規格基準型） 特定保健用食品として許可実績が十分あるなど，科学的根拠が蓄積されている食品について規格基準により許可される。	110	
特定保健用食品（疾病リスク低減表示） 関与成分の疾病リスク低減効果が医学・栄養学的に確立されている場合に，許可表示の一つとして疾病リスク低減の特定保健用食品として表示が許可される。	14	
特定保健用食品（再許可等） すでに許可を受けている食品について，製品名を変更し，味やフレーバー等を一部を変えたものについて，再許可等特定保健用食品として表示が許可される。	465*	
合計	1144	

＊承認1件含む．（特定保健用食品許可（承認）品目一覧，消費者庁）

■許可基準と必要期間

　特定保健用食品として許可を受けるには，その食品が実際に体にどう作用するかを医学的，栄養学的に立証することが必要である．食品の場合は，単体成分の医薬品と違い，さまざまな成分が絡み合っているので，必要なデータはケースバイケースで違う．許可基準は医薬品より緩くても，データを集めるのに手間がかかる．また，関与する成分が同じでも食品が違えば，その都度データを用意し，新たに許可申請をしなければならない．

　申請において，公益財団法人日本健康・栄養食品協会が支援業務を行なっているが，それでも許可までにはかなりの時間がかかる．例えば「オリゴCC」の場合，カルピス食品工業は1991年11月にまず協会へ成分についてのデータを提出．翌年4月，協会から成分の総合評価書を得た．次いで6月には食品としてのデータを提出し，2か月後に食品の総合評価書を得た．協会の内部評価

表3 特定保健用食品の関与成分

保健の用途の表示内容	代表的な関与成分	件　数 (2015.2.18)	現　在 (. .)
お腹の調子を整える，便通改善	各種オリゴ糖，各種乳酸菌，各種食物繊維，納豆菌，乳清発酵物	396	
コレステロール	キトサン，サイリウム種皮由来食物繊維，リン脂質結合大豆ペプチド，植物ステロール，植物ステロールエステル，大豆たんぱく質，茶カテキン，低分子化アルギン酸ナトリウム，ブロッコリー・キャベツ由来のSMCS	122	
コレステロール＋お腹の調子を整える	サイリウム種皮由来食物繊維，低分子化アルギン酸ナトリウム	28	
血　圧	各種ペプチド，γ-アミノ酪酸，酢酸，ローヤルゼリー，杜仲葉エキス，杜仲茶配糖体（ゲニポシド酸），燕龍茶フラボノイド	126	
ミネラルの吸収	クエン酸リンゴ酸カルシウム，カゼインホスホペプチド，フラクトオリゴ糖，ポリグルタミン酸	2	
ミネラルの吸収＋お腹の調子を整える	乳化オリゴ糖，フラクトオリゴ糖	0	
骨	カルシウム，ビタミンK₂，フラクトオリゴ糖，大豆イソフラボン，乳塩基性タンパク質	52	
歯	カルシウム，大豆イソフラボンアグリコン，キシリトール，マルチトール，リン酸一水素カルシウム，フクロノリ抽出物（フノランとして），還元パラチノース，マルチトース，エリスリトール，茶ポリフェノール，乳たんぱく分解物，緑茶フッ素，リン酸化オリゴ糖カルシウム	87*	
血糖値	難消化性デキストリン，小麦アルブミン，グアバ葉ポリフェノール，L-アラビノース，豆鼓エキス，難消化性再結晶アミロース	193	
体脂肪	クロロゲン酸類，りんご由来プロシアニジン，茶カテキン，中鎖脂肪酸，マンノビオース	67	
中性脂肪	DHA，EPA，豆鼓エキス，難消化性デキストリン，ウーロン茶重合ポリフェノール，ベータコングリシニン，モノグルコシルヘスペリジン，グロビン蛋白分解物	52	
中性脂肪＋血糖値	難消化性デキストリン	4	
貧　血	ヘム鉄	2	
お腹の調子を整える＋体脂肪	コーヒー豆マンノオリゴ糖	4	
コレステロール＋体脂肪	茶カテキン	7	
中性脂肪＋体脂肪	ウーロン茶重合ポリフェノール	2	

＊承認1件含む．（特定保健用食品許可（承認）品目一覧，消費者庁）

を得て、申請書類を点検してもらい、1993年2月に晴れて厚生省へ申請。国立健康・栄養研究所の検査や学識経験者による検討会を経て、許可が下りたのは同年10月とほぼ2年を要したことになる。

■標示事項

オリゴ糖成分の8商品で比べた許可標示が、表4である。それぞれ種類の違うオリゴ糖を使っていても、特定保健用食品としての標示はどれもほとんど同じで、特徴がないことがわかる。身体に対する機能も当たり障りのない抽象的な表現となっている。「整腸作用がある」といったような、医薬品の効能・効果で使う表現に、少しでも似ているものは、認められなかったようである。しかし、この程度の表現だと、消費者にはかえって情報が正しく伝わらない。

表4 オリゴ糖が関与する特定保健用食品の許可標示

商品名	申請者	関与成分	許可を受けた表示内容	摂取をする上での注意事項
オリゴのおかげ	塩水港精糖株式会社	乳果オリゴ糖	乳果オリゴ糖を主成分とし、腸内のビフィズス菌を適正に増やして、おなかの調子を良好に保つ食品です。	食べ過ぎあるいは体質、体調によりおなかがゆるくなることがあります。
ヨーグリーナ	サントリー株式会社	キシロオリゴ糖	腸内のビフィズス菌を適正に増やし、お腹の調子を良好に保つ飲料です。	飲み過ぎ、あるいは体質・体調によりお腹がゆるくなることがあります。
ハイライン	株式会社ヤクルト本社	ガラクトオリゴ糖ポリデキストロース	ガラクトオリゴ糖と食物繊維の両方の働きが合わさって、腸内のビフィズス菌や乳酸菌を適正に増やし、おなかの調子を整え、お通じを良くします。	飲みすぎあるいは体質、体調によりおなかがゆるくなることがあります。
カップオリゴスイートエクストラ	日新製糖株式会社	ガラクトオリゴ糖	腸内のビフィズス菌を適正に増やすガラクトオリゴ糖を配合し、おなかの調子を良好に保つよう工夫された甘味料です。	摂りすぎ、あるいは体質・体調によりおなかがゆるくなることがあります。

表4（続き）

商品名	申請者	関与成分	許可を受けた表示内容	摂取をする上での注意事項
オリゴタイム（シロップ）	昭和産業株式会社	イソマルトオリゴ糖	ビフィズス菌を増やして腸内の環境を良好に保つので，おなかの調子に気をつけている方に適しています。	食べ過ぎあるいは体質・体調により，おなかがゆるくなることがあります。
ブレンディコーヒーオリゴ糖入りインスタントコーヒー	味の素ゼネラルフーヅ株式会社	コーヒー豆マンノオリゴ糖（マンノビオースとして）	本品はコーヒー豆マンノオリゴ糖を配合しており，ビフィズス菌を適正に増やして腸内環境を良好に保つので，お腹の調子に気を付けている方に適しています。	飲みすぎ，あるいは体質・体調により，お腹がゆるくなる場合があります。
MSメイオリゴ	明治製菓株式会社	フラクトオリゴ糖	本品はフラクトオリゴ糖を原料とし，ビフィズス菌を増やして，おなかの調子を整える食品です。	食べ過ぎあるいは体質・体調により，おなかがゆるくなることがあります。
オリゴCC	カルピス株式会社	大豆オリゴ糖	本品は，ビフィズス菌を増やして腸内の環境を良好に保つので，おなかの調子に気をつけている方に適します。	飲み過ぎあるいは体質・体調によりおなかがゆるくなることがあります。

特定保健用食品許可（承認）品目一覧，消費者庁（2012.5.8）

サンスターが発売している「健康道場・緑黄野菜ジュース」の缶には次のような表示がある。「NCI（米国立癌研究所）は，毎日6mgのβ-カロテンが，緑黄色野菜から摂取できるような献立を推奨している（NCIガイドブック「食事・栄養・ガンを防ぐ食品の選択」より）」この内容は事実で，国際的に権威ある研究所が成分の効果・効能を認めているわけで，不当表示でもなんでもない。しかし，これと特定保健用食品の標示とを比べてみると，どちらが消費者に具体的な情報を与え，強いインパクトを持つかは一目瞭然である。小さな消費者庁許可マークがついているぐらいで，ありがたがる消費者はそんなにいない。手間をかけて許可を取っても，メリットがなければ，企業は消極的になる。許可基準は厳しくてもかまわないから，もう少し機能をうたえるよう，検討の余地はありそうである。

V コラム

小　豆

　漢方でアズキ（赤小豆＝しゃくしょうず）は，脚気の薬として，また解毒・利尿作用があることから腎臓病などによるむくみに効く薬として重宝されてきた。また，我が国では古くから「女性の産後の肥立ちに良い」「お乳の出の悪い時，汁を捨てずに煮て食べると効く」「血の巡りを良くする」といわれている。

　アズキが身体に良いことはアメリカでも有名な，健康食品の店で「AZUKI」と言えば通用するくらいである。面白いことに，アメリカやヨーロッパの国々ではアズキを煮たり，煎ったりして食べるのではなく，まず水を入れた容器の中でアズキのモヤシを作り，これをサラダにして生で食べるのである。この食べ方は特に，新鮮な野菜がなかなか手に入らないスウェーデンやフィンランドで人気があるという。

　和菓子に用いる餡子を作る際に，アズキを煮るが，鍋に入れ沸騰したら，アクを取るために一度茹でこぼしをする。ところが，捨ててしまうそのアクには，サポニンやダイゼイン類が多く含まれている。それらの成分は，動脈硬化の予防や制がんに働くのである（First International Symposium on the Role of Soy. Proceedings from a symposium held in Mesa, Arizona, 1994)。

　ところで，中国の「荊（けい）楚歳時記」（民間のものとしては現存最古といわれる年中行事記）には，「冬至の日には赤豆がゆ作りて，以て病をはらう」，また同じ中国の「催眠妖術」には「正月7日と7月7日に男は小豆7粒，女は14粒を呑めば数年病まず，疫病にとりつかれることなし」とある。我が国でも古くから小正月の小豆粥や節句の赤飯など，"ハレ"の日（慶事）に食す習慣がある。これらは古来中国の影響であり，アズキの赤い色には魔除け，厄よけの効果があるということらしい。

シソ（紫蘇）

　薬味に使われる青ジソの葉，おしるこに添えられる塩漬けのシソの実，そして，あの真っ赤な梅干しのシソは古くから"健胃整腸"（食欲を亢進させる），"鎮咳"，"浄血"に良いとされる他，栄養分が豊富で，食物の中では右に出るものがないほどビタミンAが多い（ほうれん草の5倍，人参の3倍）。

　また，シソ特有の香り成分である「ペリラアルデヒド」には，強い防腐効果があるが，砂糖の2,000倍もの甘みがあり，酸っぱい梅干しの梅を美味しくして

いるのである。

　元禄9年（1696年）に著された宮崎安貞の「農業全書」には「是には二色あり，葉ちぢみて，裏表なく色の濃きをうべし。ちぢまずして葉のうら青きは作るべからず。葉に入るに花を宜しからず。四五月葉をつみて，梅漬，その外，塩醤（しおみそ）につけ，羹（あつもの），ひやしる種々料理多し。生魚に加えれば魚毒を殺す」と書かれている。

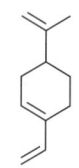

ペリラアルデヒド

　このほか，シソには「気をくだし，喉に水毒つかえているのを治す」といわれるように，一種の精神安定効果がある。神経症，不眠，喘息，風邪などの漢方薬にはシソの入っているものが多いくらいだ。

　乾燥したシソの葉50gとシソの実50gを200gの氷砂糖あるいはハチミツとともに1Lの焼酎に入れ，二か月ほどでできる"シソ酒"は，毎日少しずつ飲むと丈夫に，そして良く眠れるようになるらしい。

ワサビ

　ワサビは，その学名を"Wasabia japonica Matsum"といい，英語圏でも"wasabi"で通用する我が国特有の食べ物である。トウガラシとは違う鼻から頭に抜けていくような，まさに大人の刺激は"シニグリン"という配糖体が生み出している。

　しかし，もともとシグリンには辛味はなく，ワサビを摺り下ろしている間に，同じく組織中に含まれる酵素（ミロシナーゼ）が働いて，アリルイソチオシアネートやブチルイソチアシネートといわれる辛み物質を作り出すのである。なお，アリルイソチオシアネートには，血小板凝集抑制作用や抗酸化作用があることがわかっている。

　また，抗菌作用があり，食品添加物として認可されている（整理番号175：セイヨウワサビ抽出物）が，この作用を応用した抗菌剤が特許出願されており，ポリエチレンに練り込んだフィルム，シート，ラベルなどが商品化されている。そのフィルムで豚肉を包むと，20日間冷凍保存した場合でも，細菌数は普通

フィルムで包んだ場合の30分の1に抑えられるという。

さらに，靴の中敷きに染み込ませて水虫に治療に使えないかとか，エイズの予防薬に，といった研究まである。

その他にも，ワサビには食欲不振，リウマチ，神経痛，痛風から風邪，扁桃炎まで，種々の効能が伝えられているが，特にお酒に入れると味が良くなる，酔いにくいというのは有名な話。ワサビ酒は，ウイスキー，ウォッカ，焼酎など好みの酒1.8Lに，スライスしたワサビを約30g漬け込み，1か月ほどででき上がる。

サツマイモ

サツマイモは，野菜の中ではビタミンEの含有量が多く「サツマイモの嫌いな人は老けやすい」という話もある。また，ビタミンCはリンゴの10倍，レタスの6倍も含まれており，煮たり焼いたりしても糊化したでんぷんの作用により壊れにくいという特徴がある。

サツマイモの中にはきれいな紫色をした"アヤムラサキ"と呼ばれるものがある。この紫サツマイモ100％ジュースを用いた産学の研究があり，「肝機能改善効果を有する紫サツマイモジュースの開発」として2009年に社団法人農林水産技術情報協会理事長賞を受賞している。機能性成分はポリフェノールの一種である"アントシアニン"である。アントシアニンは体内に吸収されるとともに，生体内の抗酸化活性が高まることも報告されている。

このようにサツマイモは栄養価が高く，機能性があるだけでなく，「明治維新の頃の日本を支えたのはサツマイモだ」と話す学者がいるほど，単位面積当たりのカロリー生産量が高い（稲の1.7倍）上，無農薬で作ることができる数少ない作物である。しかも，やせ地でも育つため将来の第三世界の食料問題の鍵を握る作物でもある。

小麦もコーンもその種子（遺伝子組換え作物）については，大変な資本をかけた研究（食糧戦略）が重ねられ，その意味では事実上アメリカに研究成果が独占されようとしている。研究者の立場からは，せめてイモくらいは我が国で何とかできないものかと思うのである。

苦くて食べられない卵

　鶏や鶉といった鳥類の卵に対して，爬虫類の卵には食べられないものが多い。かつて，徳島大学のある教授から「ウミガメの卵は食べると食あたりを起こす」と聞いたことがある。ウミガメの上陸地がある徳島県では，ウミガメは手厚く保護されており，産卵のため上陸しても，漁師が産卵を手伝うほどだというが，お隣の高知県では一部の地域で捕まえて食べてしまうこともあったというので，そんな話にされているのかもしれない。

　さて，これは某大学の教授から聞いた実話であるが，酒の席で「カエルの卵は食えるかどうか」が話題になったそうだ。彼は酔った勢いもあり，田んぼの中からあのヌルヌルと数メートル続くカエルの卵を捕って来て，シラウオを食べるときのように，醤油をかけ，思い切ってスルスルと食べてみたという。その味はとにかく苦くて苦くて食える代物ではなかったそうな。

　ナマコ，納豆，フグといった食べ物も，最初はこうした勇気ある先人のお陰で今日があるのではないか。

貯古齢糖

　インカ帝国では，眠気を覚ましたり，元気を出させる飲み物だったといわれる。チョコレートは，もともと砕けやすく，成型できなかったためであるが，1849年以降，新しい技術により成型することができるようになり，現在の食べるチョコレート（板チョコレート）が誕生した。ちなみに我が国で最初に作られたのは，1878年，東京両国「風月堂」の「貯古齢糖」である。

　チョコレートには微量のPEA（フェネチルアミン）が確認されている。このPEAは，神経伝達物質「ドーパミン」から水酸基を取った化合物で，その分子構造は覚せい剤と非常に似ている。つまり，チョコレートは嗜好品であるとともに，向精神物質であり，癖になりやすいのである。

　また，近年注目されているのがポリフェノールである。チョコレートに含まれるカカオ・ポリフェノールは赤ワインよりも多量に含まれ，ストレス，動脈硬化やがんに効果があるとされる。近年では，ダイエットに効果があるとして「高カカオチョコレート」が各社から販売され，売上を伸ばしている。しかし，カカオにはカフェインやその類似成分であるテオブロミンが多く含まれる。

　純化されたテオブロミン自体の薬理作用に男女間では差はないので，全てがテ

オブロミンによるものだとは言えないが，このチョコレートの食べ癖"チョコホリック"になるのはほとんどが女性で，チョコレートと耽溺的な関係になっている人は常時食べているというよりは周期的に耽溺期があるのが普通で，食べると即効の抗鬱効果があるという人が多い。

ところで，このカフェインやテオブロミンには，気管支拡張，利尿作用もあり，感受性の高い人や気管支拡張薬を使用している場合には注意が必要である。

胃腸薬に用いられている納豆菌

納豆食は古くから赤痢，コレラ，チフスへの効果が立証されているだけでなく，病原性大腸菌にも理論的に効く。

その効能成分の主成分の一つが，ジピコリン酸である。ジピコリン酸は，抗菌物質として有働らによって発見された（日本農芸化学会誌，12：386-394，1936）。

ペニシリンやストレプトマイシンといった抗生物質に比べるとあまり強くはないが，幅広くいろいろな菌に効くところが特徴であり，最大のメリットは安全なこと。市販納豆にはジピコリン酸が平均6.12〜48.22 mg/100 g含まれており（日本農芸化学会誌，73（12）：1289-1291, 1999），また，納豆菌はビフィズス菌などの善玉菌を増やすことが分かっている。おなかの調子が悪いときには，まず一番に安心して選択できる食べ物といえる。

発芽する植物

お米は大きくジャポニカ種とインディカ種に分けられる。ジャポニカ種は我々日本人が日常食べているずんぐりした形の米であり，インディカ米は細長い形をした米で，タイ米がその代表例。

それぞれの籾米の発芽率を比較したところ，室温で一年も置くと，ほとんどのジャポニカ種の発芽率は0％になってしまうのに対して，インディカ種は80％以上の高い発芽率を保っていたという。さらに，急速な老化のモデル実験として，定量のγ線（コバルト60）を照射してもインディカ種（品種名：Katakutara）はほぼ100％発芽するのに対して，ジャポニカ種（品種名：Kusabue）は0％であった（Osawa, T. *et al.*, Phenolic Compounds in Food and Their Effects on Health II, Chapter 10, pp.122, American Chemical Society, 1992）。

日本の米も長年にわたり、うまさだけを追求してきたため改良され続けた結果、野生の生命力に必要な物を失ってしまった感がある。

大豆の場合と同じく、米の安全性の違いは非常に重要な成分の含量が違ってくることを意味する。例えば、インディカ種（Katakutara）からはイソビテキシンをはじめ各種抗酸化物質の存在が確認されている（フレグランスジャーナル、1994）。

柚

柚は、奈良時代の初め頃には既に栽培されており、最古の医学書「医心方」や「本草和名抄」にも記されている。その使用法は、果汁を直接塗って神経痛やリウマチ、筋肉痛等の鎮痛薬として用いられた。また、柚湯は飲むと血行がよくなり、発汗作用が高まり、解熱に働き、柚の精油成分であるリモネンやピネン、リナロールは喉の炎症抑制や鎮咳作用がある。同じく、豊富に含まれているヘスペリジンには血圧を安定させる作用があり、脳梗塞や心筋梗塞の予防効果も期待できる。

特に、種は黒焼きにして、それを小さじ1杯ほど飲むと、切り傷や膿を持った皮膚症状、とげ抜き、そして神経痛やリウマチの痛みが改善されるという。

コンニャクは砂おろし

江戸時代の医師・寺島良安によって著された「和漢三才図会」には、「蒟蒻よく腹中の土砂を下し、男子最も益ありと、これその拠を知らず、さい病を治するの功ありといえど、他の病人は多く食うべからず也」とある。俗にいう「砂おろし」はここから出ている。

便秘などで腸内にカスが長時間滞留していると、腸を局所的に刺激するだけでなく、体にとって良くない菌が増殖し悪影響を及ぼす。コンニャクの成分である「グルコマンナン」は、ヒトの消化酵素では分解できない水溶性食物繊維であり、腸内の善玉菌を増やす効果や腸壁を刺激して排便を促す作用がある。また、コレステロールと糖の吸収を抑制する効果があり、糖尿病、高血圧、動脈硬化の予防効果が期待できる。

トマト

西洋では「トマトが赤くなると医者が青くなる」「トマトのある家に胃病なし」といわれ，そのせいかどうかは分からないが，外国では酒を飲む場所に，よくトマトジュースが置いてある。何かしら効きそうな気がして，トマトジュースを注文するが，スペインでは大変な目に遭った。何しろ「Tomato」が全く通じない。ジェスチャーを交え何とか通じ（？），出されたモノは，カウンター下にあったトマトのマーク入りのコップ。そしてその中身は何とトマトケチャップであった。それは余談であるが，トマトケチャップに使われるトマトは「加工用トマト」であり，サラダなどで食べる「生食用」とは栽培法が異なる。また，農林水産省の規格があり，木についたまま完熟したものであることや色の赤み，リコピン含量（7 mg 以上/100 g）などが規定されている。したがって，あの赤い色は着色料ではなく，天然の色であって，「生食用」よりも栄養価は高いということである。

さて話は戻るが，酒とトマトの関係について，最近面白い報告がなされた。2009年からアサヒグループとカゴメが共同で研究を行っていた成果の一つであるが，ヒトにおいてトマトジュースとアルコールを同時摂取すると，トマトジュースを飲んでいない場合と比較して，血中のアルコール濃度や体内に留まる量が平均で約30％減少し，体内からのアルコール消失も50分早まることが確認されたというものであるつまり，トマトとアルコールを一緒に摂ると，酔いの回りが緩やかになり，また飲酒後の酔い覚めも早まる可能性があるということだ。（第66回日本栄養・食糧学会大会，2012）。西洋人は経験的にこれを知っていたのかもしれない。

ナス

「本朝食鑑」には，「茄子は血を散じ，痛みを止め，腫れを消し，腸を寛らげる」とある。ここでいう"寛らげる"とは，緩やかに楽にするという意味で，食物繊維が主成分と思われる。

この他，「本草綱目」には「生のままヘタを切って澱風（俗にいうハタケ）に塗ればよい」「果実のおろし汁やヘタの切り口をイボにつける」「花の黒焼きをゴマ油に溶いてニキビに塗る」「ヘタの黒焼きを虫歯の穴に詰める」といった民間療法が数多くある。

しかし，普段食べているナスも食べ過ぎると毒になる。ナス科植物と関節疾患の関連性を唱えた植物学者・チルダー博士によると「ナス科植物に含まれるグリコアルカロイド（ソラニンなど）が炎症や筋肉痙攣，痛み，凝りなどの原因となる可能性がある」という。自身が関節炎を治すために考案した"ナス科除去食"の経験をもとに1977年に出版した"The Nightshades and Health（ナス科植物と健康）"に綴じ込んだアンケート結果では，ナス科除去食療法を試した関節炎に悩む読者の約70%が何らかの改善が見られたという。また，関節炎に関する約40年にわたる調査，研究により，食事，特にナス科植物（ジャガイモ，トマト，ナス，タバコ，パプリカなど）の摂取が要因となるとの関連性を指摘している（Childers N.F. and Margoles M.S., *J. Appl. Nutr.*, 52（1）: 2-10, 2002）。

事項索引

あ 行

アギ 150
悪性新生物 26
アクリルアミド 42
アサツキ 46
アスピリン 45, 141
アトピー性皮膚炎 110
アナフィラキシー 21, 25
亜麻仁 151
アミノ酸 8, 60
アミロイド 92
アーユルヴェーダ 66, 150
アリーン 116
アリチアミン 117
アルギン酸 102
アルコール 90
アルツハイマー型認知症 92
アルファルファ 150
アレルギー原因物質 19
アレルギー喘息 110
アレルゲン除去 22
アロエ 150
アンジオテンシン転換酵素（ACE）阻害ペプチド 12
アンセリン 88
IgE-RAST 値 22
R-R 間隔変動係数 165

イソマルトース 100
イソマルトオリゴ糖 100
イチョウ葉 48
イヌサフラン 72
イボトリ 115
イミダゾールジペプチド 87
インターロイキンI産生誘導 32
EPA 121

ウイルス性肝炎 57
ウコン 61, 154
う蝕予防 138
ウマダイオウ 154
ウリカーゼ 71
ウロキナーゼ 43
ウロン酸多糖ペクチン 103

エイコサノイド 44
エイコサペンタエン酸 44, 121
エイズ（AIDS） 97
栄養改善法第12条第1項 175
栄養機能食品 176
エピガロカテキンガレート 29, 31
エリスリトール 101
AOAC 法 106
Sarcoma180/マウス 32
SHR 8
SHR-SP 8
SOD 様作用食品 128
S-アリルスルフォキシド 116
S-メチルシステインスルフォキシド 17
NCI ガイドブック 181

オートムギふすま 103
オキアミ 12
オタネニンジン 114
オリゴ糖 120
オレアノール 27

か 行

カイエン・ペッパー 151
香り 113, 138
柿の葉 15
核酸成分 71
カゼインホスホペプチド 119
カタラーゼ 124
褐色脂肪組織 83
活性型ビタミンD 73
活性酵素 124
カプサイシン 83
カプシエイト 83
カラギーナン 102
ガラクトオリゴ糖 101
ガラクトマンナン 102
カラシ 153
辛味成分 83
カルシウム 74

カルシウムホスホペプチド 119
カルシノン 88
カルス誘導 114
カルダモン 150
γ-カルボキシルグルタミン酸 78
カルボキシメチルセルロース 103
β-カロテン 28, 39
がん 26
肝炎 57
眼窩脂肪 123, 108
肝がん 57
肝硬変 57
甘草 38, 149
寒天 102
がんの食事療法 37
がん予防 128
ギー 152
キシリトール 101
キシロオリゴ糖 101
キチン 102, 108
キトサン 108
キトサンオリゴ糖 101
機能 2
機能性飲料 103
機能性食品 2
機能性糖質 100
強壮剤 154
グアーガム 102
空腹物質 82
クエン酸リンゴ酸カルシウム 179
グッタペルカ 111
クマリン 17
クミン 151, 110
クモ膜下出血 45
グリセミック・インデックス 68
グリチルリチン 60, 98
グルコマンナン 102
グルタチオンペルオキシダーゼ 124

グレリン　83
クローブ　131, 151
黒コショウ　153
クロレラ　14, 110

経口血糖降下剤　64
ケール中毒症　17
血液循環　49
血小板活性化因子 PAF　48
血小板凝集　46
血小板凝集阻害ペプチド　12
血栓症　43
血栓溶解　53
血糖指数　68
ケミカルメディエーター　48, 133
ケロイド防止　128

降圧物質　11
高血圧　8
高血圧自然発症ネズミ　8
抗高脂血性　110, 65
抗酸化物質　87, 122
麹菌　128
口臭防止ガム　141
香辛料　47
紅茶　50
高ビタミン D　76
高齢者人口　2
コエンドロ　151
コーヒー　17
コーヒータンニン類　136
コーンファイバー　103
コカイン　91
コショウ　131
骨粗鬆症　73
コムギふすま　103
コリアンダー　151
コルヒチン　72
こんにゃくマンナ　103
コンフリー　141

さ 行

サーモゲニン　86
サイエントキラー　9
作業能率　167
桜餅　55
サシミのツマ　137
産後の肥立　55

塩　129
自己免疫疾患　129
シジミエキス　62
指尖脈波　167
実験モデル　160
シナモン　151
シマトウガラシ　151
重層　150
腫瘍壊死因子　31
ショウガ　147, 152
小柴胡湯　147, 127
焼酎　145
菖蒲根　150
醤油　145
植物性生薬　147
食物繊維　61, 102
食欲　82
食欲調節物質　82
CPP　119
Gla　78

酢　146
水泳持続時間　88
スーパーオキシドジムスターゼ　124
スクリーニング系　165

制がん効果　28
清酒　147
赤血球の変形能　49
摂食関連ペプチド　83
セルロース　102
喘息　48
先天性アミノ酸代謝異常症　23

組織プラスミノーゲンアクチベーター（t-PA）　53

た 行

ダイズオリゴ糖　101
タイム　131
多発梗塞性認知症　92
タマネギ　50, 116, 153
胆石症　58
胆石溶解剤　60
タンパク分解産物　11
中国薬酒　147
丁子　151
朝鮮ニンジン　114

痛風　70
ツボクサ　152

低フェニルアラニンペプチド　22
低分子水溶性多糖　102, 177
デカノイルアセトアルデヒド　112
伝統的発酵食品　144
テンペ　144
DHA　122
TNF（tumor necrosis factor）　25
TRQ　58
TXA$_2$　45

糖アルコール　102
トウガラシ　84
瞳孔対光反射　165
糖尿病　64
ドーピング　90
ドクダミ　112
特定保健用食品　2, 171
ドコサヘキサエン酸　93, 122
トコフェロール　126
杜仲　111
トリプシンインヒビター　30
ドリンク剤　88, 112
トロンボキサン A2　141

な 行

ナカバギシギシ　154
ナスの黒焼　144
ナスのヘタ　50
ナチュラルキラー細胞　32
納豆　144
ナットウキナーゼ　51
納豆菌　144
ナツメグ　153
難消化性オリゴ糖　102
難消化性デキストリン　102

ニトロソアミン　28
乳酸菌　110
尿酸　70
認知症　92
ニンニク　90, 115, 152

ネオシュガー　101
ネギ　63

ネコイラズ　55	フィチン酸　67	虫歯　138
	フィトンチッド　138	虫歯予防効果　100
脳梗塞　45	プーアール茶　71	ムタスチン　137
脳出血　45	フラクトオリゴ糖　101	
脳卒中　45	フラボノイド配糖体　15	明度弁別能試験　94
脳卒中易発性ネズミ　8	フラボノイド類　134	迷路試験　94
脳代謝賦活循環改善薬　93	プリン代謝　70	免疫賦活効果　25, 35
脳波　138	プロスキー法　106	
	プロスタグランジン　10	モナコリン関連物質　113
は 行	プロスタサイクリン　72	
ハートガイド事業計画　173		**や 行**
白色脂肪組織　83	ペクチン　107	薬膳　148
蜂蜜　149	ヘテログルカン類　102	
発がん二段階説　26	紅麹　112	ユーグレナ　14
発がんプロモーション　27	ヘパリン　55	
発酵乳　147	ヘパリン　98	ヨクイニン　115
ハトムギ　115		
ハネムーン　90	保健機能食品　177	**ら 行**
パラチノース　100	ポリアミン　107	ライ病　110
	ポリデキストロース　102	ラクチトール　100
ビール　147	ホワートルベリー　118	ラクチュロース　100
ビタミンC　84, 129	本態性高血圧　10	
ビタミンD　74		リグニン　103
ビタミンD含量　77	**ま 行**	リポフィスチン　122
ビタミンK　78	マクロファージ　25	
ビタミンK依存性タンパク　78	マクロファージ活性化ペプチド　12	レニン　10
ビタミンK含量　78	マゴットセラピー　66	レプラ　110
ヒマシ油　151	マスタード　153	レンチナン　34, 98
肥満　82	マルチトール　100	
ピラジン　141	マルトオリゴ糖　101	ローカストビーンガム　102
疲労　87, 167	満腹物質　82	ローズマリー　131
疲労回復促進効果　90		
PGI_2　45	味噌　145	**わ 行**
		ワイン　146
		ワルファリン　54

機能性食品索引

あ 行

アズキ　55, 184
アスコルビン酸　125
アセチルコリン　82, 160
アミノ酸　4, 23, 50, 96, 116
アリールスルフィド　132
アリーン　116, 117
アリキシン　28, 29
1-O-アルキル-2-アセチル
　-sn-ホスフォリルコリン
　48
アルギン酸　4, 102, 179
アルファルファ　150
アロエ　150
アンセリン　87

イソオイゲノール　132
イソシャビコール　133
イソマルトオリゴ糖　4, 39, 100, 181
イミダゾールジペプチド　87
EPA　179

ウコン　48, 61, 154

エイコサペンタエン酸　4, 32, 93, 121
エピガロカテキンガレート
　28
エラグ酸　36
エリスロポイエチン　5
エルゴカルシフェロール　75
AGEPC　48
F-アホエン　46
LEM　35
SOD　124
S-PI　137
S-アリルスルフォキシド
　116

オイゲノール　131, 151
オクタコサノール　4, 5
オピオイドアンタゴニストペプチド　12
オピオイドペプチド　5
オリゴ糖　4, 25, 39

オレアノール酸　27

か 行

海藻　14, 50
艾葉　147
柿のシブ　55
核酸　131
核酸成分　15, 71
カゼインホスホペプチド
　74, 119, 179
葛根　147
カプサイシン　83, 151
カプシエイト　83
カラギーナン　4, 55, 102
ガラクトマンナン　76, 102
カラゲナン　98
カルシウム　4, 74
カルシウムホスホペプチド
　74, 119
カルノシン　87, 88
カルバクロール　132
カルボキシメチルセルロース
　76, 103
還元パラチノース　4, 179
甘草　60, 148
甘草成分　38, 60
カンフアー　132, 139
漢方　147

キシロオリゴ糖　4, 101, 180
キチン　4, 25, 36, 102
キチンオリゴ糖　109
キトサン　5, 25, 63, 107
キトサンオリゴ糖　101
機能性食品　100
キノコ類　15, 31
ギムネマシルヴェスタ　66

グァーガム　132
空腹物質　82
クエン酸　179
果物　20, 27
クマザサ抽出物　38
熊の胆　58
β-D-グルカン　32
グルコマンナン　102, 189

クレスチン　34
くろ酢　49
クロレラ　14, 94, 141
血小板凝集阻害ペプチド　12
抗アレルギー物質　24
香気成分　141
コレカルシフェロール　75
コンドロイチン　5

さ 行

サーデンドデカペプチド　13
山薬　30, 147
ジアリルトリスルフォイド
　46
シジミエキス　62
シトラール　48, 113, 139
シネオール　132, 150
シャビコール　132
生姜　146
小柴胡湯　147
生薬　147
食物繊維　4, 30, 61, 102
ジンゲロン　132
ジンジャロール　27
CPP　4

スーパーオキシドジムスターゼ
　124
スクワレン　38

セサミノール　37

ソニフィラン　36
ソバ（蕎麦）　23

た 行

ダイズオリゴ糖　101
ダイズサポニン　41
タウリン　4, 8, 57
田七人参　90
タラタンニン　134, 135
短鎖脂肪酸　106, 107
タンパク質　8

タンパク質分解産物　11

チモール　113, 131

低アレルゲン米　22
低フェニルアラニンペプチド　22
デキストラン硫酸　98
天然食物繊維　104
テンペ　144
DHA　179

糖アルコール　4, 100
ドクダミ　15, 112
ドコサヘキサエン酸　44, 93, 124
トコフェロール　4, 48, 61, 125
杜仲茶　111

な 行

納豆　3, 30, 78, 144
ナットウキナーゼ　5, 47, 144
納豆菌　144
二糖類　69, 100
乳酸菌　4, 110, 179
尿酸酸性阻害物質　72
ニンニク　48, 90, 115, 148
ネオシュガー　101

は 行

培養ニンジン　114
ハトムギ　115, 127
パラチノース　4, 84, 100, 124

ビタミンC食品　130
ビタミンD　73, 119
ビタミンD_2　75
ビタミンD_3　75
ビタミンE　84, 124, 186
ビタミンK　47, 76
ヒトエグサ　38
ビフィズス菌　39, 100
ピペリン　131
ピラジン　141

フィチン酸　67
ふすま　104
フラクトオリゴ糖　76, 101, 179
フラボノイド類　131
ブラン繊維　107
プロスタグランジン　10, 44
紅麹　112
ペプチドグルカン　32

ポリアミン　107, 145
ホワートルベリーエキス　118

ま 行

マリンクロレラ　5
マルチトール　4, 100, 179
満腹物質　82

ムタスチン　137, 138

メチルアリルトリスルフォイド　46
メラノイジン・ペプチド　131

モッコラクトン　27
モナコリン　112

や 行

薬用人参　90
野菜　14, 28

ら 行

ラクトバチルスカゼイ　32
リグナン類縁体　131
リナロール　132
α-リノレン酸　5, 121
硫酸多糖　55, 98
リンゴ酸　179

レクチン　5, 28, 109
レンチナン　32, 98

ローカストビーンガム　102
ローヤルゼリー　39

著者略歴

須見　洋行（すみ　ひろゆき）

医学博士
徳島大学医学部大学院修了，浜松医科大学生理学助手，シカゴマイケルリース研究所文部省在外研究員，宮崎医科大学生理学助教授，岡山県立大学栄養学科助教授，倉敷芸術科学大学生命科学科教授，通産省外郭団体 JTTAS「天然物・生理機能素材研究委員会」，バイオアクティブおかやま，岡山テンペ研究会などの会長

矢田貝　智恵子（やたがい　ちえこ）

医学博士，管理栄養士
宮崎大学医学部大学院修了，岡山県立短期大学助手，倉敷芸術科学大学健康科学科准教授，通産省外郭団体 JTTAS「天然物・生理機能素材研究委員会」秘書

[新版]

食品機能学への招待――生活習慣病予防と機能性食品
（しょくひんきのうがく）　　　　（しょうたい）

1995年 6月20日　初版第 1 刷発行
2011年 9月15日　初版第10刷発行
2013年 4月20日　新版第 1 刷発行
2015年 4月20日　新版第 2 刷発行

　　　　　　　　　ⓒ著　者　　須　見　洋　行
　　　　　　　　　　　　　　　矢田貝　智恵子
　　　　　　　　　発行者　　秀　島　　　功
　　　　　　　　　印刷者　　横　山　明　弘

発行者　**三共出版株式会社**　〒101-0051 東京都千代田区神田神保町 3-2
　　　　電話 03 (3264) 5711　FAX 03 (3265) 5149　振替 00110-9-1065
　　　　一般社団法人 日本書籍出版協会・一般社団法人 自然科学書協会・工学書協会　会員

Printed in Japan　　　　　　　　　　　　　　　　　　印刷製本・横山

JCOPY〈(社)出版者著作権管理機構 委託出版物〉
本書の無断複写は著作権法上での例外を除き禁じられています．複写される場合は，そのつど事前に，(社)出版者著作権管理機構（電話 03-3513-6969，FAX 03-3513-6979, info@jcopy.or.jp）の許諾を得てください．

ISBN978-4-7827-0685-5